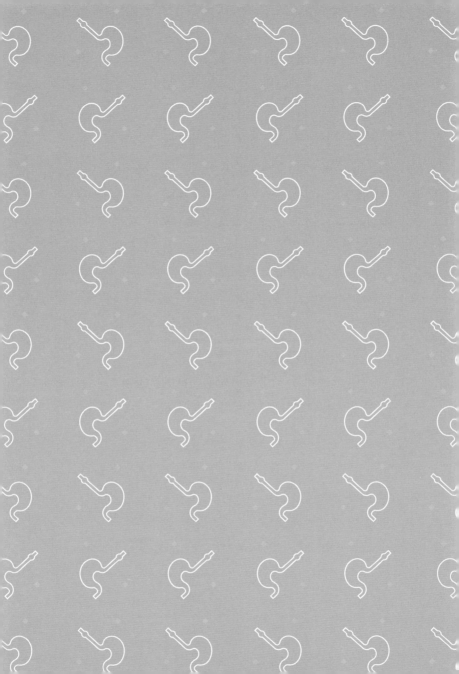

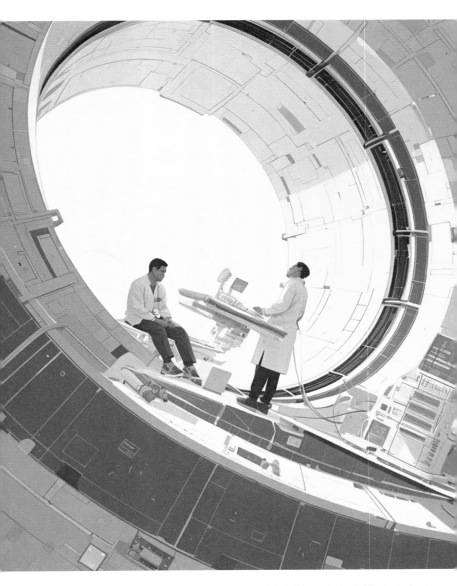

放疗前，专家会诊治疗方案

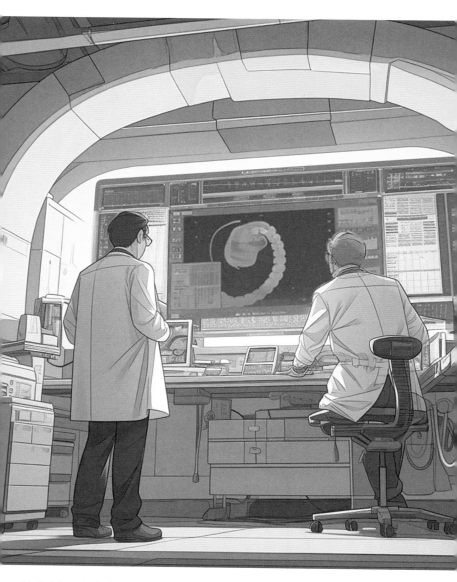

放疗前，专家会诊评估病情

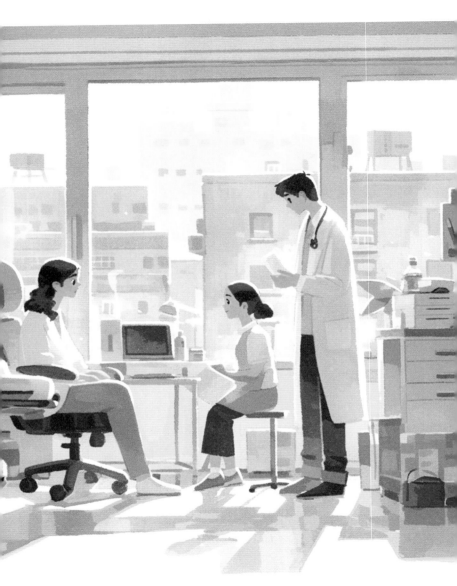

放疗前，医患床旁沟通了解

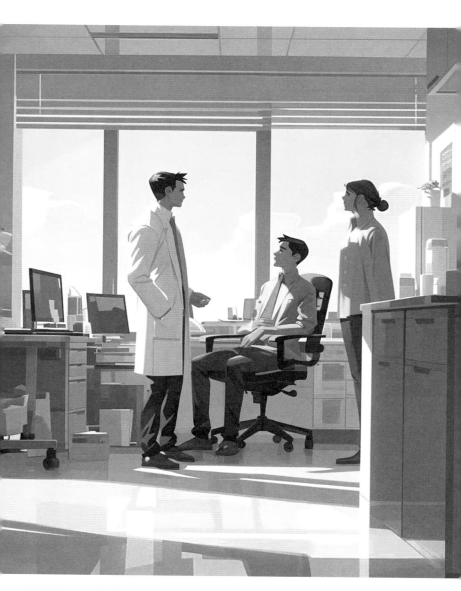

医患协商确定放疗方案

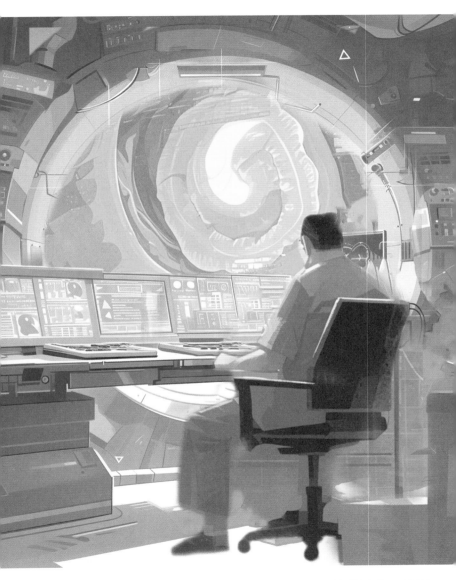

精准放疗开始了

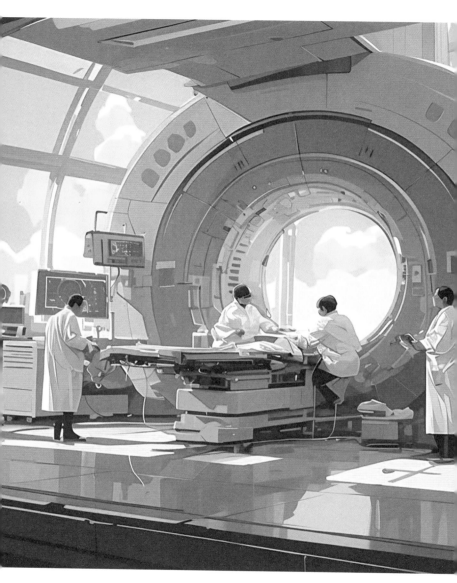

放疗医师和技师在严谨而紧张地工作

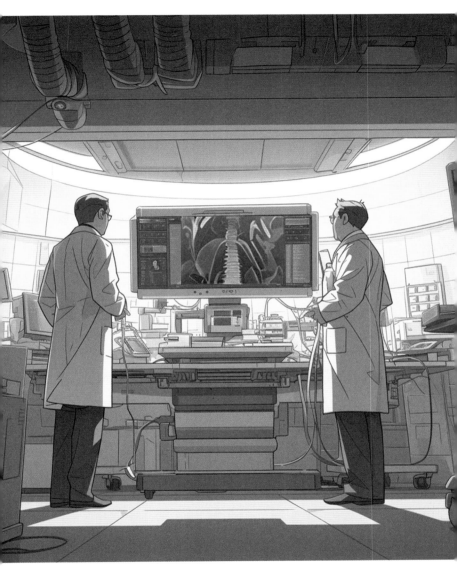

放疗后，专家在分析评估疗效

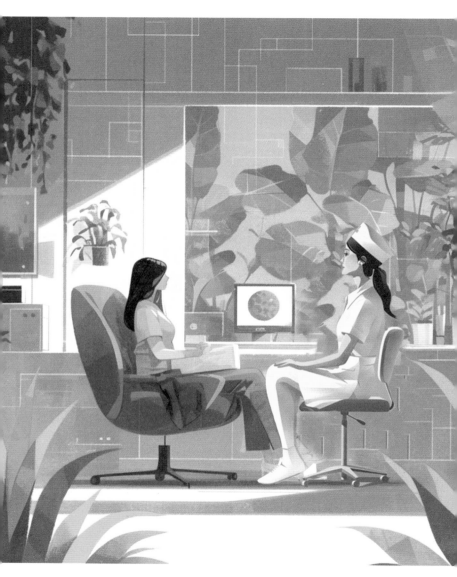

放疗后，医患沟通回访事宜

科普中国·健康大百科
（第一辑）

肿瘤放射治疗科普丛书（融媒体版） 总主编 王俊杰 刘友良

有的放"食"，食全食美

食管癌
放射治疗

主编 王奇峰 章文成

中国科学技术出版社

·北 京·

图书在版编目（CIP）数据

食管癌放射治疗 / 王奇峰，章文成主编 . —北京：中国科学技术出版社 , 2024.6

（肿瘤放射治疗科普丛书 : 融媒体版 / 王俊杰 , 刘友良主编）

ISBN 978–7–5236–0725–1

Ⅰ . ①食… Ⅱ . ①王… ②章… Ⅲ . ①食管癌 – 放射疗法 Ⅳ . ① R735.1

中国国家版本馆 CIP 数据核字（2024）第 089548 号

策划编辑	王久红　焦健姿	
责任编辑	王久红	
装帧设计	东方信邦	
责任印制	徐　飞	

出　　版	中国科学技术出版社
发　　行	中国科学技术出版社有限公司
地　　址	北京市海淀区中关村南大街 16 号
邮　　编	100081
发行电话	010–62173865
传　　真	010–62179148
网　　址	http://www.cspbooks.com.cn

开　　本	787mm×1092mm　1/32
字　　数	50 千字
印　　张	4
彩　　插	12
版　　次	2024 年 6 月第 1 版
印　　次	2024 年 6 月第 1 次印刷
印　　刷	北京盛通印刷股份有限公司
书　　号	ISBN 978–7–5236–0725–1 / R・3264
定　　价	39.80 元

编者名单

主　编　王奇峰　章文成

副主编　黄桂玉　黄　伟　葛小林　王　澜

编　者（以姓氏笔画为序）

丁小凤　南京医科大学第一附属医院

王　澜　河北医科大学第四医院

王奇峰　四川省肿瘤医院

付成瑞　山东第一医科大学附属肿瘤医院

冯丽娟　四川省肿瘤医院

朱　杰　四川省肿瘤医院

任雪姣　河北医科大学第四医院

刘巧云　北京大学肿瘤医院内蒙古医院

刘武松　四川省肿瘤医院

李　红　北京大学肿瘤医院内蒙古医院

李嘉诚　天津医科大学肿瘤医院

杨　昊　北京大学肿瘤医院内蒙古医院

何冰容　四川省肿瘤医院

余诗竹　四川省肿瘤医院

张　引　四川省肿瘤医院

黄　伟　山东第一医科大学附属肿瘤医院

黄桂玉　四川省肿瘤医院

章文成　天津医科大学肿瘤医院

葛小林　南京医科大学第一附属医院

蒋杨月　四川省肿瘤医院

丛书编委会

序

　　恶性肿瘤已经成为严重威胁国人健康的主要疾病。目前肿瘤治疗主要有手术、放射治疗和化学治疗三大手段。根据世界卫生组织统计肿瘤患者中约70%需要借助放射治疗达到根治、姑息或者配合手术行术前或术后放射治疗。

　　自伦琴发现X射线、居里夫人发现放射性元素镭之后，利用射线治疗肿瘤逐渐成为人类抗击恶性肿瘤的主要手段。随着计算机技术进步、放射治疗设备研发水平提高、数字化控制能力增强，放射治疗技术得以飞速发展，涌现出三维适形放射治疗、调强放射治疗、影像引导下放射治疗等一大批全新的照射技术，放射治疗的理念发生根本性变革，治疗疗程大幅度缩短、精度和效率大幅度提高，已经全面进入精确和精准时代，在皮肤癌、鼻咽癌、喉癌、早期肺癌、肝癌、前列腺癌、宫颈癌等治疗领域达到与外科相媲美的疗效，催生出了放射外科、立体定向放射治疗、放疗消融、近距离消融、介入放射治疗等全新的概念，极大提高了肿瘤综合治疗水平。

　　为提高国人对肿瘤放射治疗认知，由中华医学会放射肿瘤治疗学分会、中国核学会近距离治疗分会，联合北京趣头条公益基金会组织全国从事肿瘤放射治疗领域的知名中青年专家学者共同编写了这套我国第一部肿瘤放射治疗科普丛书，系统阐述了放射治疗领域的新技术、新疗法和新理念，特别是将放射治疗的各种技术在各系统肿瘤中的应用以科普形式进行了介绍，语言通俗易懂，图文并茂；文本与音频视频相融合，宜读可听可看；看得懂，学得会，用得上；旨在提升整个社会对放射治疗的认知水平，使广大肿瘤患者科学、系统、全面地了解肿瘤放射治疗，为健康中国战略的实施做出放疗人应有的贡献。

中华医学会放射肿瘤治疗学分会
主任委员
中国核学会近距离治疗与智慧放疗分会
主任委员

王俊杰

前 言

　　食管癌是常见的消化道恶性肿瘤，严重威胁人们的生命健康。放疗作为食管癌治疗的重要手段之一，是许多患者不可或缺的治疗方式。食管癌放疗适合的人群包括早期患者、无法承受手术风险的患者、局部晚期不可手术的患者及术后需要辅助治疗的患者。对于早期食管癌患者，放疗能够达到与手术相似的治疗效果；对于晚期患者，放疗有助于缓解疼痛、改善生活质量。近年来，放疗技术的发展给患者认识理解放疗带来了新挑战，主要表现在放疗涉及的专业术语、治疗原理、设备名称及对患者在放疗前、放疗过程中和放疗后的配合要求等专业信息日益复杂；放疗技术的多样化使患者选择治疗方案的难度增加等，因此患者及其家属迫切需要一部通俗介绍现代高科技放疗技术的科普书。

　　本书用通俗的语言、图文并茂的形式，客观务实地介绍了食管癌放疗的治疗原理、机器设备、技术类型、安全性能、创新发展，以及患者放疗前准备、放疗中配合、放疗后随访方法，涵盖了食管癌介绍、食管癌放疗全程管理、常见不良反应处理方法及放疗的运动营养等多方面内容，希望对患者及家属有所帮助。

在本书编写过程中，各位编者利用工作之余的休息时间，放弃与家人的共享时光，克服身体疲劳，数易其稿，终于不负初心，付梓刊印。在此对编者们的辛苦付出、各位家人们的支持理解，致以诚挚的感谢！

　　希望本书的出版能对我国食管癌放疗患者、家属及陪护人员有所裨益。

王奇峰　章文成

放疗名词解释

放疗 放疗为放射治疗的简称，是一种利用高能射线来杀灭肿瘤细胞的治疗方法。

化疗 化疗是化学治疗的简称，利用化学合成药物杀伤肿瘤细胞、抑制肿瘤细胞生长的一种治疗方法。

靶向治疗 靶向治疗是在细胞分子水平上，以肿瘤细胞的标志性分子为靶点，干预细胞发生癌变的环节，如通过抑制肿瘤细胞增殖、干扰细胞周期、诱导肿瘤细胞分化、抑制肿瘤细胞转移、诱导肿瘤细胞凋亡及抑制肿瘤血管生成等途径达到治疗肿瘤的目的。

免疫治疗 免疫治疗是利用人体的免疫机制，通过主动或被动的方法来增强患者的免疫功能，以达到杀伤肿瘤细胞的目的，为肿瘤生物治疗的方法之一。

TOMO刀 又称螺旋断层调强放射治疗，集合了调强适形放疗、影像引导调强适形放疗以及剂量引导调强适形放疗于一体，其独创性的设计使直线加速器与螺旋CT完美结合，突破了传统加速器的诸多限制。

射波刀   又称"三维立体定向放射手术机器人"，其核心技术是以机器人的工作模式来驱动一台医用直线加速器，它属于立体定向放射治疗（SRS/SBRT）的范畴，有着疗程短、剂量率高，治疗范围广、影像引导速度快和运动器官动态追踪能力强等特点。

伽马刀   是一种融合现代计算机技术、立体定向技术和外科技术于一体的治疗性设备，它将^{60}钴发出的伽马射线几何聚焦，集中射于病灶，一次性、致死性地摧毁靶点内的组织，而射线经过人体正常组织几乎无伤害，并且剂量锐减。

立体定向放射疗法   采用等中心治疗的方式、通过立体定向技术，将多个小野三维聚焦在病灶区、实施单次大剂量照射的治疗。由于射线束从三维空间聚焦到靶点，因此病灶区剂量极高，而等剂量曲线在病灶以外迅速跌落，病灶与正常组织的剂量界限分明，如外科手术刀对病变进行切除一样，在达到控制、杀灭病灶的同时保护正常组织。

常规分割放疗   每天1次，每次剂量为1.8～2.0Gy，每周照射5次。

大分割放疗   相对于常规分割放疗而言，大分割放疗提高单次剂量，减少照射次数。

质子治疗 是一种使用质子射线来治疗肿瘤的放射治疗技术。质子射线和高能X线的主要区别是它进入体内的剂量分布。当质子射线在进入体内后剂量释放不多，而在到达它的射程终末时，能量全部释放，形成布拉格峰，在其后的深部剂量几近于零。这种物理剂量分布的特点，非常有利于肿瘤的治疗。

重离子治疗 属于粒子治疗，射线进入人体后的深部剂量分布和质子类似，布拉格峰后的剂量虽然迅速降低，但是比质子要多。产生的放射损伤70%以上是DNA的双链断裂，放射损伤不易修复，而且放射损伤的产生不依赖氧的存在，故对乏氧肿瘤亦有效。

定位 定位是通过现实的或模拟的方式模拟放射治疗，以采集患者治疗部位的影像，确定照射野体表的对应位置，并做标记的过程。

调强放疗 调强适形放射治疗的简称，是在三维适形放疗的基础上演变而来的，其原理是利用计算机控制的精密装置，根据肿瘤的形状和位置，调整放射线的强度和方向，以便更精确地照射肿瘤，同时最大限度地减少对周围正常组织的伤害。

基因检测 是一种通过分析个体的 DNA或RNA 来检测特定基因的变异、突变或遗传标记的过程。它可以提供关于个体遗传信息的重要线索，包括潜在的遗传疾病风险、药物反应性、基因型和表型相关性等。

目　录

PART 1
真知灼见——放疗总论

PART 2
了如指掌——食管癌认知

PART 3
知己知彼——食管癌放疗前准备

PART 4
有的放矢——食管癌放疗中注意事项

PART 5

不容懈怠——食管癌放疗后随访康复

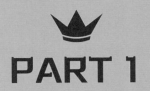

PART 1

真知灼见
放疗总论

　　放疗和手术、化疗是传统癌症治疗的"三驾马车"。在食管癌的治疗中，放疗作为重要一环，扮演着重要的角色。然而，对于大多数人来说，放疗却是一个陌生而令人不安的概念。本篇重点介绍放疗的原理、工作流程、现代技术等，为读者提供全面、准确的放疗知识。

什么是放射治疗

放射治疗，简称放疗，是利用各种射线（高能 X 射线、高能电子束、γ 射线、β 射线、质子、重离子等）产生的电离辐射对恶性肿瘤进行治疗的临床手段，放疗的核心原理是破坏肿瘤细胞的 DNA，从而抑制或消灭癌细胞。60%～70% 的恶性肿瘤患者在生存期内接受过放疗。

放疗杀灭肿瘤细胞的原理是什么

放疗杀灭肿瘤细胞的原理

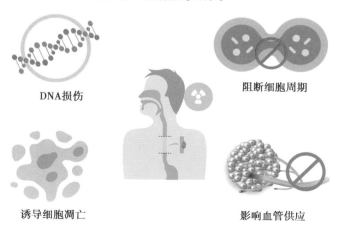

DNA损伤

阻断细胞周期

诱导细胞凋亡

影响血管供应

① DNA损伤：放疗的主要治疗机制是直接破坏癌细胞的DNA结构。DNA是细胞复制和修复的关键，放疗通过辐射导致DNA链断裂和基因变异，使癌细胞无法正常复制和分裂。当DNA损伤到一定程度，癌细胞将无法生存。②阻断细胞周期：癌细胞的增殖依赖于细胞周期的持续进行。放疗能够干扰和阻断癌细胞的细胞周期，尤其是破坏DNA复制和分裂，从而阻止癌细胞的增长和扩散。③诱导凋亡：放疗还可激发细胞内的凋亡机制，即程序性细胞死亡。当癌细胞检测到严重的DNA损伤时，它们会启动自身的死亡程序，导致癌细胞的有序消亡。④影响血管供应：放疗还可能影响肿瘤的血管供应，限制其获取必要的养分和氧气，从而抑制肿瘤的生长。

食管癌患者哪些选择放疗？哪些选择手术

放疗是一种局部治疗手段，保留器官功能、创伤性相对较小是其主要优势。首选放疗还是手术治疗与食管癌的发生部位和病情早晚息息相关。

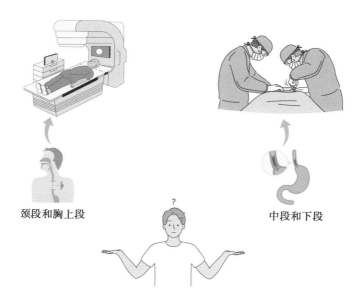

颈段和胸上段

中段和下段

(1) 颈段和邻近胸上段食管癌：因解剖位置限制手术操作难度大、很难彻底切除肿瘤和清扫淋巴结者，优先推荐放射治疗。

(2) 中段和下段食管癌：手术和放疗都是可选择的治疗方式，须根据患者的身体年龄状况、肿瘤浸润、转移情况及个人意愿等综合条件选择合适的治疗。值得强调的是，对于能手术的食管癌患者，术前化疗/放、化疗联合手术切除是最佳的综合治疗方案。

另外，当食管癌患者因疾病较晚、不能手术或因高龄、本身患有较重的基础病而无法耐受手术或不愿意手术的，无论食管癌处于上、中、下段的任何部位都可进行放疗，且疗效确切。

放疗会对正常组织造成损伤吗

放疗或多或少都会对肿瘤周围的健康组织造成损伤。但不要惊慌，大部分损伤都是患者可以承受、且可治愈的。

食管癌放疗的技术有哪些

目前食管癌放疗已经进入"精准"治疗时代，大大改变了以往"杀敌一千，自损八百"的状况，在疗效提高同时，患者的不良反应也大幅降低。

目前，临床可用于食管癌放疗的技术包括四种。①三维适形放疗（3D-CRT）和调强放疗（IMRT），是目前临床最常用的精准放疗技术，通过在三维方向上设置与肿瘤形状一致的照射野来达到射线高剂量区分布与肿瘤形状一致的效果；调强放疗更是可

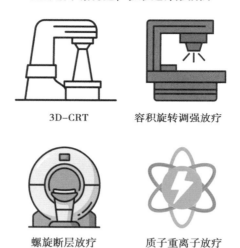

放疗技术很先进，合理选择治疾病

3D-CRT 容积旋转调强放疗

螺旋断层放疗 质子重离子放疗

以在 3D-CRT 基础上进一步调节照射野内射线剂量强度，因而也更具有治疗优势。②容积旋转调强放疗（VMAT），通过一个弧或多个弧的机架旋转来实现调强适形放疗，其剂量分布更加均匀，治疗速度更快。③螺旋断层放射治疗（TOMO）是迄今世界上最先进的肿瘤治疗技术之一，无论从其放疗计划的复杂程度还是从能够实现的治疗范围而言，都堪称调强放疗的"天花板"。④质子、重离子放射治疗（IMPT），区别于前述技术，质子、重离子放疗产生的射线质是质子和重离子，无论在人体内剂量分布，还是对肿瘤的杀灭效果都更加具有优势。但其应用于食管癌的治疗经验和数据仍然较少。

总之，有经验的放疗科医生会根据每一位患者的具体情况，制订其最适合的方案。

放疗中的利器——质子治疗是什么

质子治疗也称质子束放射疗法，是当今世界上最先进、最尖端的肿瘤放疗技术之一。

与当今常规的外照射放疗相比，质子治疗最大的区别和优势在于其加速器产生的射线质是质子束而非光子，其在人体的剂量吸收建成与光子有很大不同，其射线的大部分能量沉积在射程末端，形成尖锐的峰状剂量分布，称为布拉格峰，通过调节质子束能量来展宽布拉格峰或精确控制质子束扫描位置、深度和强度，可使布拉格峰在指定位置准确覆盖整个肿瘤靶区，并将绝大部分能量释放到癌变区域。因此，质子治疗可以精准杀伤肿瘤而最大程度保护周边的健康组织，比如当肿瘤直接与重要器官或结构如脊髓、心脏等相邻时，质子治疗依然能在有效治疗肿瘤的同时保护这些重要器官或结构的功能，这在常规放疗中是很难达到的。

质子治疗周期较长，一个疗程 5～8 周，每次治疗 30～60min，其中实际照射时间不过 2min，其余时间主要用在固定身体和精确定位的工作上。

放疗中的利器——重离子放疗是什么

重离子是比电子更重的粒子〔常指碳离子（C）〕，放疗时不使用 X 线和 γ 线，而使用重离子放射线，即为重离子放疗。重离子放疗是目前国际公认的最先进、最尖端的放疗技术，特别适合外科手术、化疗、常规放疗后复发的难治性肿瘤，适用于全身实体病变的治疗。重离子比质子重，不容易被人体内的原子弹开，并且在人体的剂量吸收也具有布拉格峰效应，因而能瞄准重要内脏器官附近的肿瘤定点照射，精准地杀死肿瘤细胞，对周边健康组织器官的影响和不良反应小。

另外，重离子对肿瘤细胞的杀伤能力是传统光子线和质子束的 2～5 倍，治疗周期更短，随照射部位不同，治疗本身只需 1～5min，加上治疗时的定位、固定身体等准备工作的时间，一次治疗所需的时间合计 15～40min。

放疗后患者身体有辐射吗？会不会影响家人

照射放疗很安全，植入放疗辐射小

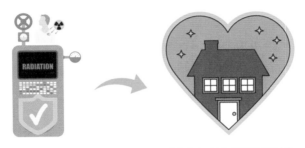

放疗一般检测无辐射残留   可安心与家人共享生活时光

　　放疗分为外照射放疗和内照射放疗。通常所说的放疗多指外照射放疗。外照射放疗时，辐射仅在加速器出束时出现，随操作电源关闭辐射也就消失了，患者在治疗后身体本身并没有辐射性，更不会影响家人。

　　内照射包括腔内放疗、术中放疗、粒子植入等。腔内放疗及术中放疗时，放射源会暂时性置于患者体腔内或肿瘤内部，治疗结束后放射源退回至施源器中，患者体内不再有辐射产生。粒子植入后放射源会留在患者体内，但放射源半衰期短、穿透性差，同样不会对周围人群产生明显影响（但孕妇及孩童仍须谨慎，短期内尽量远离患者）。

放疗需要做多长时间才能发挥功效

通常放疗不会立即杀死癌细胞，放疗数天或数周后，癌细胞才开始死亡，放疗结束后数周或数月，肿瘤细胞仍会不断死亡，肿瘤不断缩小。所以一般说来放疗的疗效要在放疗结束 1 个月后或者更长时间复查，了解最终疗效。

放疗是否可联同其他疗法进行抗肿瘤治疗呢

放疗通常都要与其他抗肿瘤治疗方法同时进行。如放疗可在手术前、手术期间或手术后进行。手术前采用放疗缩小肿瘤病灶，手术后使用放疗杀死残留的癌细胞，手术过程中进行放疗可避开皮肤直接照射肿瘤病灶，称为术中放疗。

　　同样放疗也可与化疗联合进行抗肿瘤治疗。化疗前、化疗期间或化疗后都可以配合放疗，缩小肿瘤病灶，增强化疗效果，减少肿瘤复发的机会。放疗联合靶向及免疫治疗也可取得不错的疗效。

食管癌放疗搭档——化疗

食管肿瘤联合治，化疗结合有讲究

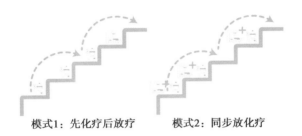

模式1：先化疗后放疗　　　　模式2：同步放化疗

　　在食管癌治疗中，化疗和放疗的结合使用有以下几种方式。①同时使用：化疗药物在放疗期间同时使用，可以增强放疗的效果，因为某些化疗药物能使癌细胞对放射线更加敏感。②序贯使用：有时，化疗和放疗可能会按顺序进行，先进行一段时间的化疗，然后再进行放疗；或者反之。这种方法可以根据患者的情况和肿瘤的反应来调整治疗计划。

食管癌放疗搭档——靶向治疗

靶向治疗可以与放疗结合使用，以提高治疗效果。如某些靶向药物可以增加癌细胞对放射线的敏感性，从而提高放疗的效果。此外，靶向治疗在放疗前后使用，有助于控制肿瘤的局部进展和远处转移。

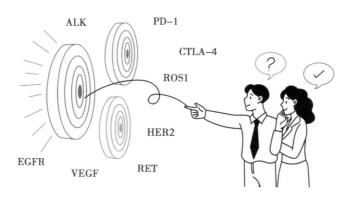

靶向治疗很精准，放射治疗好搭档

食管癌放疗搭档——免疫治疗

免疫治疗与放疗结合使用，产生协同效应。放疗可以增加肿瘤细胞的抗原暴露，从而使免疫系统更容易识别和攻击这些癌细胞。此外，放疗还能激活免疫系统对肿瘤的攻击，而免疫治疗则可以增强这一效果。

免疫治疗具有两大优势。①持久效果：免疫治疗可训练免疫系统"记住"癌细胞，从而在治疗结束后继续对抗癌症。②针对性强：免疫治疗目标明确，针对性强，对正常细胞的损害较少。

为什么放疗要联合其他治疗

放疗的工作原理是通过高能量的辐射来杀死或损伤癌细胞，阻止它们的生长和分裂。放疗主要还是一个针对特定区域的局部治疗手段，因此，对于身体内已经出现或可能出现的远处微转移病灶，放疗不能发挥杀伤的作用，联合其他抗肿瘤治疗手段就显得尤其重要。①增强疗效：放疗与其他治疗方法如化疗、靶向治疗或免疫治疗结合使用，可以发挥协同作用，增强整体治疗效果。这种组合方法可以攻击癌细胞的不同方面，提高杀伤率。②减小肿瘤体积：在手术前使用放疗和化疗（称为新辅助治疗）可以缩小肿瘤，使其更易于手术切除，或者使原本无法手术的肿瘤变得可手术。③减少复发风险：在手术后使用放疗和化疗（称为辅助治疗）可以消除手术未能完全清除的癌细胞，减少复发的风险。④针对复杂情况：对于晚期或转移性癌症，单一治疗方法往往不足以控制疾病。联合治疗可以提供更全面的方法来攻击癌症。

放疗联合强疗效，复杂病情防复发

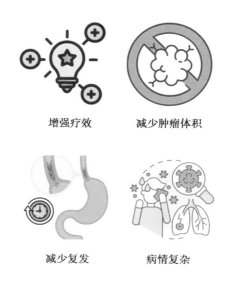

增强疗效　　　　减少肿瘤体积

减少复发　　　　病情复杂

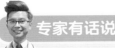

放疗作为治疗恶性肿瘤的三大利器之一，具有学科门类多、专业性强、技术要求高、精度要求严、设备投资大等特点。对于各种原因不能手术的食管癌患者，首选以放疗为主的综合治疗模式，也是目前唯一可能获得根治的治疗手段。

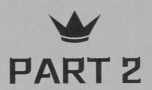

PART 2

了如指掌
食管癌认知

放疗在食管癌综合治疗中发挥着重要作用。对于可手术食管癌，新辅助放、化疗后再手术是标准治疗方案；对于不可手术食管癌，根治性放、化疗是唯一根治性方案；术后辅助放疗对于经过选择的病例可提高局部控制率和生存率。

什么是食管癌

　　食管癌是较为常见的消化道肿瘤。食管是连接咽喉和胃的一个通道，负责将食物从嘴里运送到胃中。食管癌顾名思义，就是这个通道发生了癌变（食管内壁细胞发生癌变），食管癌主要有鳞状细胞癌与腺癌两种组织学类型。

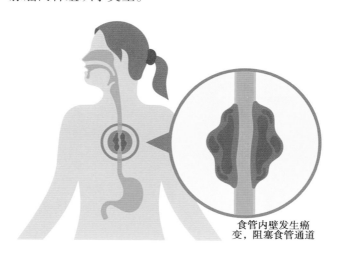

食管内壁发生癌变，阻塞食管通道

所有的食管癌严重程度都一样吗？有哪些分型和分期

　　食管癌的严重程度是通过分型和分期进行判断的。

①食管癌病理类型最常见两种：鳞状细胞癌和腺癌。根据食管癌的病理形态还可将食管癌分为髓质型、蕈伞型、溃疡型和缩窄型4种类型。②食管癌的分期根据侵犯食管壁的深度，以及有无淋巴结和其他器官转移来划分，通俗来说分为四个阶段。Ⅰ期：癌症局限在食管的上皮层，尚未扩散到深层组织或其他器官。Ⅱ期：癌症开始侵入食管的深层组织或邻近淋巴结，但尚未远处转移。Ⅲ期：癌症已经深入食管周围组织，并可能已经扩散到更多的淋巴结，但仍未远处转移。Ⅳ期：癌症已经远处转移，可能扩散到肝、肺或其他远处器官。

身体出现哪些症状需要警惕食管癌的可能

食管癌在早期可能没有明显症状，但随着病情恶化，可能出现一些持续存在或逐渐加重的症状。①吞咽困难（吞咽时感到堵塞或卡住感）：是最常见的症状之一，尤其是固体食物或粗糙食物如馒头、肉类等。②胸部或上腹部疼痛：吞咽时或进食后可能感到疼痛或不适，有时伴随着胃酸反流的情况。③消化不良或反酸：出现食物倒流、胃灼热感或酸液反流等症状。④体重减轻：如果没有刻意减肥，也找不到其他原因时体重减轻可能是食管癌的一个症状，尤其是当食欲正常但体重却持续减少时。⑤呕血或排黑色便：可能是消化道出血的症状。⑥嗓子痛或声音变化：当食管癌压迫喉部神经或扩散至邻近组织时，可能导致嗓子痛或声音变得嘶哑。

平时注意好身体，相关症状要记起

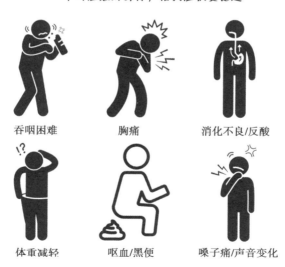

吞咽困难　　　　胸痛　　　　消化不良/反酸

体重减轻　　　呕血/黑便　　　嗓子痛/声音变化

出现这些症状并非一定是食管癌。但是，如果出现了这些症状，尤其是持续存在或逐渐加重的症状，建议及时就医进行检查以排除或确诊食管癌等疾病。

食管癌的筛查方法有哪些

食管癌的筛查方法主要有五种，可单独使用或结合使用，具体选择何种方法取决于患者的症状、医生的建议以及可能的风险因素。①内镜检查（食管镜检查）：内镜和活检病理检查是目前诊断早期食管癌的金标准。内镜可下到食管里面直观地观察食管黏膜改变，评估癌肿状态，还能给肿瘤拍摄或录制影像资料，并可通过染色、放大等方法评估病灶性质、部位、边界和范围，一步到位地完成筛查和早期诊断。② X 线造影（钡剂透视）：钡剂透视是一种通过给患者口服含有钡的饮料，并利用 X 线来观察食管的检查方法。这种方法可以检测食管内的异常情况，但对于早期食管癌的诊断能力较弱。③内镜超声检查（EUS）：内镜超声检查结合内镜和超声波技术，可以更详细地观察食管壁的结构，确定肿瘤的深度和是否有淋巴结转移。④ CT扫描和 MRI 检查：CT 扫描和 MRI 检查可以帮助评估肿瘤的位置、大小和扩散程度，有助于制订治疗方案。⑤血液检查和肿瘤标志物检测：血液检查和肿瘤标志物检测可以辅助判断患者的整体健康状况和癌症的可能性，但不能单独作为诊断食管癌的依据。

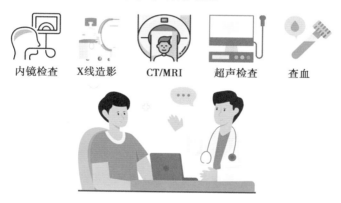

食管癌的筛查方法

内镜检查　　X线造影　　CT/MRI　　超声检查　　查血

食管癌是通过哪些途径扩散的

食管癌扩散和转移途径主要有三种方式：直接蔓延、淋巴转移、血行转移。①直接蔓延：食管上

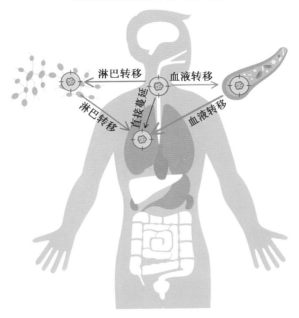

肿瘤转移途径多，直接血液和淋巴

段癌可侵入喉、气管和颈部的软组织；食管中段癌多侵入支气管和肺。食管下段的癌常侵入贲门、膈和心包等处。②淋巴转移：食管上段癌常转移到食管旁、喉后、颈部及上纵隔淋巴结。食管中段癌多转移管旁及肺门淋巴结。食管下段癌常转移到食管旁、贲门及腹腔淋巴结。警惕侵入食管黏膜下层的癌细胞有可能会通过淋巴管网管壁进行扩散，从而在远离原发灶的黏膜下形成微小转移灶。③血行转移（晚期常转移至肝、肺、骨）：见于晚期食管癌患者，以转移至肺及肝最为常见。

食管癌的治疗方法有哪些

食管癌的治疗方法取决于肿瘤的病理类型、分期、患者的整体健康状况以及患者的意愿等。①外科手术：对于早期食管癌（尤其是未扩散到食管以外的部位），外科手术是主要的治疗方法。②放疗：放疗使用高能量射线来消灭癌细胞。它可以作为主要治疗方法，也可以在手术前后使用，以缩小肿瘤大小或消灭残留的癌细胞。对于无法进行手术的患者，放疗可能是主要的治疗选项。③化疗：化疗使用药物来杀死癌细胞。它可以单独使用，或与放疗（化放疗）或手术结合使用。化疗可以帮助缩小肿瘤，控制肿瘤的扩散，并减轻症状。④靶向治疗：靶向治疗使用药物可以更精准攻击癌细胞的特定分子和信号通路。这类治疗比传统化疗更具选择性，通常不良反应较小。⑤免疫治疗：这种治疗方式通常用于晚期食管癌，但目前在相对早期的食管癌的新辅助 /

辅助治疗及根治性治疗中也有应用。⑥姑息治疗：对于晚期或无法治愈的食管癌，姑息治疗可以缓解症状、提高生活质量。

常见食管癌治疗方法

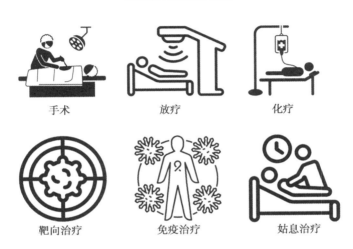

手术　　　　　　放疗　　　　　　化疗

靶向治疗　　　　免疫治疗　　　　姑息治疗

食管癌患者如何选择治疗方法

食管癌的治疗方案是医生根据患者的具体情况量身定制的，需要综合考虑多种因素。治疗上也要多学科团队的合作，包括外科医生、放疗科医生、肿瘤科医生、营养师和其他健康专业人员。患者应与医疗团队紧密合作，共同制订最适合自己的治疗方法。

专家有话说

当前，我国食管癌的发病率高居世界第一位，我国发病人数占全球发病总数的60%，且男性的发病率是女性的2倍。吸烟、饮酒、喜欢进食过热食物等不良生活习惯和食管癌的发生息息相关，疾病初期起病隐匿，病情到了中晚期才会出现较为明显的进食梗阻症状。提倡有高危因素的健康人群定期体检，早发现、早干预、早治疗。

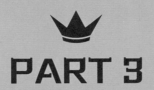

PART 3

知己知彼
食管癌放疗前准备

　　放疗前的准备是一个系统的过程，包括患者评估、放疗定位、制订治疗方案、做好患者教育及心理准备等。充分的放疗前准备可以减少患者对放疗的恐惧，增加患者治疗的信心和合作度，提高疗效。

食管癌患者放疗开始前，需要做哪些准备

(1) 评估放疗的适应证：患者要携带既往病史资料（就诊病历、手术记录、病理报告、相关化验报告及相关影像资料）找放疗科医生就诊，接受体格检查，由医生评估是否要进行放疗？是否能够耐受放疗的不良反应？

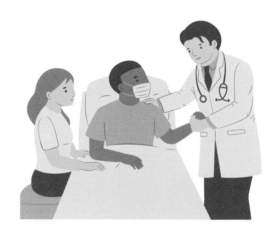

(2) 遵医嘱做辅助检查、CT 模拟定位：明确患者需要放疗后，患者要按医嘱完成血常规、肝肾功能、B 超检查，并进行 CT 模拟定位。

抽血（血常规、肝肾功）　　　　B超　　　　　CT模拟定位

(3) 靶区勾画并设计放疗计划：CT 模拟定位结束后，放疗科医生会根据患者基本情况及病情，参考既往就诊病史及影像学资料，对患者进行靶区勾画及放疗计划设计，此过程需要 2～5 日，其间需要患者尽可能保持体重稳定。

(4) 放疗 CT 下校位：患者按照约定时间进行放疗 CT 下校位，患者须保持与 CT 模拟定位时相同的状态，准备进行首次放疗。

(5) 保持良好状态，合理穿戴，准备放疗。患者应尽可能保持与 CT 模拟定位时相同状态，穿易穿脱柔软、棉质衣服，摘下项链、耳环等饰物，取下皮带、钥匙等易扎破负压垫的物件，脱去上衣，暴露所需固定的部位，保持心情舒畅，平静呼吸，准备在放疗技术人员协助下完成放疗。

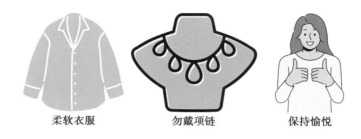

柔软衣服　　　　　勿戴项链　　　　　保持愉悦

哪些食管癌应做放疗

　　六种情况考虑放疗。①食管癌患者病灶部位处于解剖组织复杂的颈段或部分胸上段，因重要血管、神经、器官分布密集，手术完整切除难度极大，手术风险高。患者可以采用放疗联合化疗，在不手术且相对风险较低的情况下，达到食管癌根治效果。②病变范围虽较局限，但因患者自身存在严重的基础疾病（心脏病，高血压，慢性阻塞性肺病，肝功能衰竭等）无法耐受手术，或患者不愿意选择手术治疗，都可选择根治性同步放、化疗治疗。③患者病变范围较广，侵犯了大血管、气管或椎体等，或者转移淋巴结侵犯了重要器官导致手术不能完全切除，选择同步放、化疗，部分患者可以达到根治的效果。④患者病变相对局限，存在少量淋巴结转移，可在手术前对肿瘤病灶及相关转移性淋巴结予放疗，使肿瘤病灶范围减小，转移性淋巴结减小，以提高后续手术治疗时食管癌病灶的切除率，降低局部复发率。⑤食管癌术后复发，解剖结构较生理状态下发生极大改变，且局部粘连严重。再次手术难度较大，可选择同步放、化疗对肿瘤复发病灶进行控制。⑥晚期转移食管癌患者，失去手术机会，但肿瘤局部病灶压迫正常组织引起不适症状，可通过局部放疗来缓解症状。

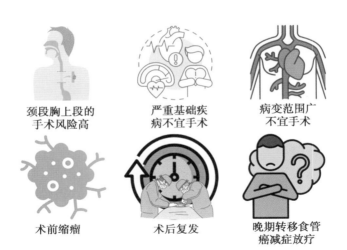

颈段胸上段的
手术风险高

严重基础疾
病不宜手术

病变范围广
不宜手术

术前缩瘤

术后复发

晚期转移食管
癌减症放疗

食管癌患者术前为什么要做放疗

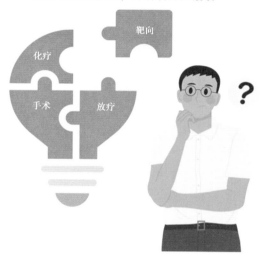

联合治疗力量大，肿瘤消除防复发

大部分食管癌患者就诊时往往已经到达局部晚期，单纯手术治疗效果欠佳，有些病灶范围广、与毗邻器官关系密切、伴有局部淋巴结转移患者，单纯手术治疗无法做到根治性切除。食管癌术前放疗又称食管癌新辅助放疗，是食管癌新辅助治疗中的重要一环，联合化疗、免疫、靶向治疗可缩小肿瘤病灶，杀灭微小转移灶，降低肿瘤细胞增殖能力，降低肿瘤临床分期，提高手术切除率，从而做到减少局部复发；还可以使肿瘤组织内新生血管减少，减少了术中出血量及出血概率。因此食管癌术前新辅助治疗现已被全球各类指南推荐为局部晚期可切除食管癌的标准治疗方式。

食管癌新辅助放疗后多久做手术

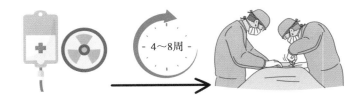

手术前面放化疗，4～8周再开刀

4～8周

患者在完成新辅助放、化疗后，接受手术的最佳时间一般为4～8周。在放疗后4周之内，放疗照射野内组织处于充血、水肿状态，组织质脆，此时手术难度大，不易分离解剖结构，且易出血。超过8周之后手术，虽然放疗照射野内组织炎性反应消退，更有利于手术操作，但同时也可能会给未彻底死去的癌细胞带来喘息的机会，有相关研究报道指出，新放化疗后刻意延长接受的手术时间，无法给后续疗效评估带来获益，反而会降低患者生存，这表明在新辅助放化疗后，常规推迟手术至 8 周以上时应谨慎行事。因此在新辅助放化疗治疗结束后 4～8 周时为手术介入的最佳时间。

食管癌术后多久之后开始放疗

手术后面做放疗，4周可治疗

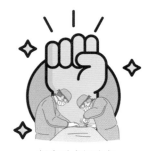

提高手术切除率

延长生存时间

最佳的术后放疗模式仍不明确，尽管多项研究表明，术后放疗或术后同步放、化疗使肿瘤局控率显著提高，可显著降低患者锁骨上及上、中纵隔区域复发率，但大多无法转化为患者的生存获益。仅对于部分局部晚期和淋巴结阳性患者可以带来生存获益。一般临床上建议，如果术后切除不干净或者不能完整切除的患者，应尽快接受术后放疗，一般 1 个月之内。

放疗流程是怎样的

了解放疗的整个流程对于患者和家属来说非常重要，以便更好地准备和理解治疗过程。

放疗流程全知道

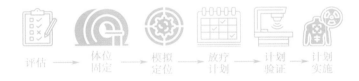

评估 → 体位固定 → 模拟定位 → 放疗计划 → 计划验证 → 计划实施

(1) 初诊和评估：放疗流程首先从初诊开始。患者去放射肿瘤科医生门诊，医生会评估患者的病情和健康状况。这通常包括复查病历、进行身体检查，以及讨论患者的医疗史和任何既往治疗。

(2) 体位固定：医生会根据照射部位的不同，采用不同的固定方法。固定的材料包括特殊材料制作的铺在患者身体下面的垫子（发泡模、真空垫）和覆盖在体表的固定膜（体膜）等。

(3) 放疗模拟定位：在放疗（真正的放射线引入人体肿瘤）之前，放疗医生会将患者体位固定好后，在模拟放疗的情况下，进行 X 线和 CT 等影像学的检查。这个步骤医生会在患者的体表皮肤或固定用的器具（真空垫或体膜）上画上各种标志线。

(4) 放疗计划制订：物理治疗师和医生通过各种成像检查（如 CT、MRI 或 PET 扫描），以精确地定位肿瘤和周围的正常组织，共同制订一个量身定制的治疗计划，包括确定辐射剂量和照射角度。

(5) 放疗计划验证：包括照射位置和照射剂量的验证。位置的验证是为了保证照射的肿瘤没有脱靶，一般会在常规模拟机下透视完成；剂量的验证是为了保证给予肿瘤的放疗剂量是否足够。计划的验证会根据放疗类型不同，验证的项目和要求也有所不同。

(6) 放射线治疗：放射治疗师会进行摆位：即按照模拟定位时的体位进行固定（体表画线和加速器机房内的激光线对好后），再进行加速器拍片（EPID）或 CT（锥形束 CT）确定和校正位置，这是所谓的 IGRT（影像引导的放射治疗）主要的要求。确定没有问题后，就可以进行真正的放疗了。

（7）监测和调整：在整个治疗过程中，医生会密切监控患者的反应和肿瘤的变化，必要时调整治疗计划。治疗期间，医生和护理团队会定期评估患者的健康状况，管理不良反应。

术前、术后放疗对患者的生存情况有何影响

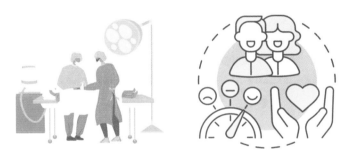

术前放疗，联合化疗、免疫、靶向治疗可缩小肿瘤病灶，杀灭微小转移灶，降低肿瘤临床分期，提高手术切除率，从而做到减少局部复发，延长患者生存时间。术后放疗能否进一步提高生存尚不明确，但对于切除不干净或者不能完整切除的患者，术后放、化疗可以提高患者的生存时间。

为什么食管癌放疗前还需要再做一次CT

在完成放疗CT定位、完成治疗计划制作后，在首次放疗前，患者还需要进行CT下复位（校位）。一些患者难免产生疑问，为什么需要做两次CT，这两次CT有什么不同呢?

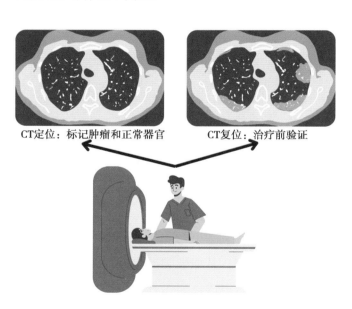

CT定位：标记肿瘤和正常器官   CT复位：治疗前验证

第一次CT为CT模拟定位，即在模拟放疗体位的同时，采集患者影像学资料，好比一张地图，放疗科医生在这张地图上标记出肿瘤位置及周围危及器官的限量，也用于放疗物理师进行计划及剂量计算的依据。定位 CT 会在治疗部位附近设置参考点，通过铅点进行标记，使参考点在 CT 图像中可见。相当于以参考点为原点，建立了一个三维方向的坐标系，这样就可以将治疗中心的位置量化，为后面治疗中的摆位提供依据。

第二次 CT 为 CT 下复位（校位），在治疗计划设计制订后、首次治疗前进行，目的在于标记真正的治疗中心，验证位置是否准确。

复位时治疗中心点与 CT 定位时标记的参考点重合，只要将参考点移动到加速器或模拟机的几何中心，采集患者图像，参考计划系统生成的图像对中心点的位置进行验证。

食管癌做放疗定位时，患者应该怎么准备

（1）遵医嘱完善相关检查：如超声内镜、上消化道造影、颈腹部超声、血常规、肝肾功能、凝血功能。对于一些特殊患者则要提前标记肿瘤边界，如

食管病灶不明显的患者或胃食管交界癌患者则要提前行内镜下钛夹标记肿瘤边界；为患者预约放疗定位时间，放疗科医生会根据患者既往影像学检查，判断病灶位置，为患者选定合适的体位及固定方式，其后需要患者保持。

(2) 食管癌 CT 模拟定位：为了获得更加清晰可靠的图像，医生往往需要静脉输注造影剂来强化血管显像，患者需提前告知是否存在甲状腺功能异常，是否存在造影剂过敏史，当排除禁忌证后才可行放疗增强 CT 定位。

(3) 放疗医生告知患者行定位 CT 时至少禁食 8 小时，对于食管病灶不明显的患者需要提前行内镜下钛夹标记病变上下界；对于胃食管交接癌的患者，也需要在定位前行内镜下肿瘤边界钛夹标记，同时在定位前 5～10min 需吞服 300ml 造影剂。定位当日需要提前穿易穿脱衣物，需家属陪同。

(4) 定位前准备完毕后，患者需按照约定时间，患者需消除紧张情绪，平静呼吸，在放射治疗科技术人员协助下制作固定体垫及体模。该模具为热塑性质，接触身体时会略有温热感，但人体可以耐受，不必惊慌。待固定模具冷却后，患者可能会感到固定模具带来的不适感，这是正常现象，但如果严重影响呼吸则需及时告知技术人员进行调整。

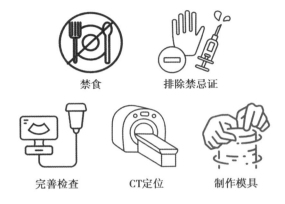

禁食　　　　排除禁忌证

完善检查　　　CT定位　　　制作模具

食管癌放疗是否需要住院

食管癌患者放疗是否需要住院？要根据患者具体情况及治疗方案决定。身体情况好、治疗反应轻、肿瘤负荷小的患者，可选择门诊治疗。以下情况可能要入院治疗。

①患者肿瘤负荷重、身体条件差、伴随复杂基础疾病，需要时刻关注患者各项化验指标、及时调整治疗方案者。②同步放、化疗治疗强度大，且化疗治疗相关不良反应明显、需要及时予对症支持治疗者。

③行动不便、无法耐受长时间转运者。④治疗风险高、合并严重并发症、需要定期观察患者病情者。

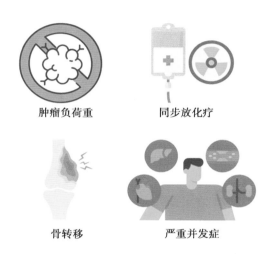

肿瘤负荷重　　　　同步放化疗

骨转移　　　　　严重并发症

放疗的定位线模糊后可以自己画吗

不可以。放疗是一项十分精准的治疗方式，放疗科医生需要以毫米级为精度进行肿瘤靶区勾画，同时为了避免杀伤正常组织，医生还会限定危及器官的界限。为了确保患者每次治疗时状态与靶区勾画时患者体位相同，放疗科技术人员会根据 CT 图像，激光指示器，进行体表定位参考点标记，以便后续治疗前放疗科技术人员判断摆位是否准确做参考，保证了放疗的准确性。因此这根定位线决定了放疗的精确性，医生一般会告知患者保持定位线清晰，尽可能不要擦去该痕迹。当定位线彻底模糊不清甚至消失时，要及时通知医生，由医生绘制。

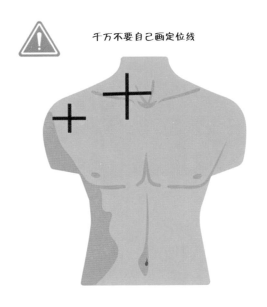

千万不要自己画定位线

放疗的次数和剂量是怎样决定的

决定放疗次数和剂量是一个复杂的过程，涉及多种因素，医生会力求在有效对抗癌细胞的同时，尽量减少对患者健康的负面影响。

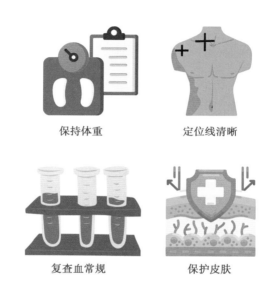

保持体重　　　　　　定位线清晰

复查血常规　　　　　保护皮肤

①肿瘤的位置和大小：位于身体敏感区域的肿瘤（如头颈部）可能需要更精细的剂量控制，以避免对周围正常组织造成伤害。②患者的整体健康状况：患者的年龄、整体健康状况以及是否有其他并发症，都会影响放疗剂量的决定。③既往治疗史：如果患者既往接受过放疗或其他类型的癌症治疗，将影响再次进行放疗的剂量和次数。④预期的

不良反应：剂量的确定还需要考虑可能引起的不良反应。

放疗要几个周期

通常情况下，一个病变部位的放疗只需要一个周期。根据肿瘤特征与治疗项目的不同，一个周期的治疗需要持续几周的时间。如食管癌术前放疗一般需要 4～5 周，而术后放疗或根治性放疗则需要 5～6 周。外照射放疗一般每天 1 次，每周 5 次，即每周一至周五治疗，周六日休息，如此循环，中间尽量不间断，以免对放疗疗效造成影响。

放疗一次需要多长时间

放疗一次所需要的时间，与肿瘤大小、单次放疗的剂量和所采用的放疗技术设备相关。患者每次放疗大致包含三步。①摆位：技术员按照定位体位将患者固定于加速器机床上；②体位验证：通过加速器自带影像系统进行拍片验证，目的是保证患者治疗体位与其计划体位高度一致；③实施治疗：即治疗加速器出束（X线），对患者实施治疗。通常情况下，放疗一次10～20min。

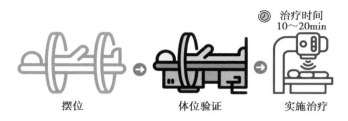

摆位　　　　　　体位验证　　　　　实施治疗

每次放疗需要间隔时间吗

放疗一周分五次，周末休息养身体

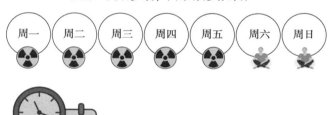

 常规放疗持续时间为5～7周

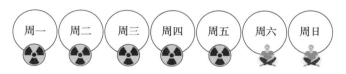

通常情况下，每日放疗 1 次，每周放疗 5 次，周末休息 2 天，这是标准的治疗方案，这是从几十年的临床经验中总结出来的，是一种较好的放疗模式。放疗不只消灭肿瘤细胞，也会损害正常组织。因此，每次放疗之间需要间隔一定的时间，才能保证正常组织细胞有充分的时间修复，减少放疗对正常组织器官的损伤。

为什么周末不放疗呢

放疗周末早休息，促进修复好身体

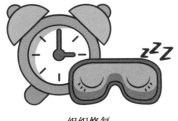

组织修复

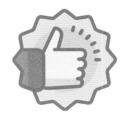

保障治疗

放疗 5 天休息 2 天是人们在放射治疗的临床实践中摸索出来的一条体外放疗的时间表，将放疗的总量分为多组进行，能使正常的细胞在周末休息时有机会复原，从而有助于保护健康的身体，获得更好的疗效。除此之外，周末的时候，需要对放疗设备进行维护和质量控制，也是对放疗效果的一个保证。

专家有话说

　　俗话说：磨刀不误砍柴工。对于需要放疗的患者，首先要完善治疗前诸项检查，包括抽血、心电图、CT、钡剂造影、MRI 或 PET–CT 等。然后经过 CT 模拟定位，靶区勾画，计划设计，计划验证等步骤，才能走到放疗计划实施这一步骤。因此，患者一定要了解放疗流程，积极配合医务人员，才能做到"有备无患"。

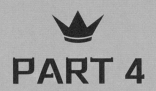

PART 4

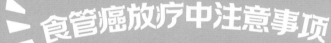

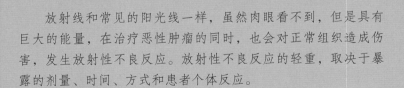

　　放射线和常见的阳光线一样，虽然肉眼看不到，但是具有巨大的能量，在治疗恶性肿瘤的同时，也会对正常组织造成伤害，发生放射性不良反应。放射性不良反应的轻重，取决于暴露的剂量、时间、方式和患者个体反应。

食管癌放疗中患者要注意什么

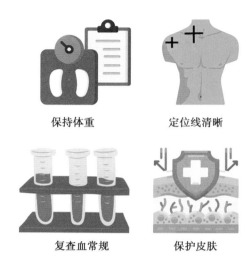

保持体重   定位线清晰

复查血常规   保护皮肤

①保持体重稳定，体表定位线清晰：确保每次治疗前摆位的准确性及可重复性，准确杀灭肿瘤，尽量避免损伤正常组织及器官。②消化道扩张状态与定位时相同：食管下端或者贲门胃食管交界癌患者每次治疗前6～8小时禁食，治疗前特定时间吞服特定量的水，保证放疗的准确性。③每周检测关键指标：每周复查血常规，确保血小板、白细胞、中性粒细胞、淋巴细胞等关键指标处于安全范围内。

④保护放疗区域内皮肤：部分患者放疗区域内皮肤会出现放射性皮炎，具体表现为干燥、瘙痒、充血发红、疼痛、色素沉着，有时会出现出血甚至溃烂。患者要保持区域内皮肤干燥、不要抓挠皮肤、不用洗剂清洗局部皮肤，若出现疼痛加重、表皮溃疡、出血等情况及时告知主管医生予相应处理。

食管癌放疗期间有哪些不良反应

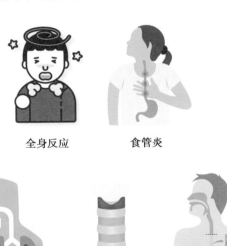

全身反应　　　　　食管炎

肺损伤　　　气管炎　　　食管瘘/穿孔

食管癌放疗可以取得很好的局部控制效果，但在放射治疗中会出现一些不良反应，包括全身反应（乏力和食欲缺乏）、放射性食管炎、放射性皮肤损伤、放射性肺损伤、放射性气管炎，严重者会发生食管瘘。

放射性食管炎的症状及处理

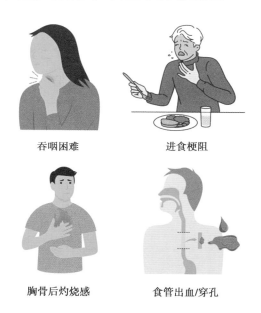

吞咽困难　　　　　　　　进食梗阻

胸骨后灼烧感　　　　　　食管出血/穿孔

一般放疗 10～20 次时，患者会出现吞咽疼痛、进食梗阻感加重、胸骨后有烧灼感，尤其在经口进食时为著，严重时可致食管出血、溃疡甚至穿孔。症状较轻，无须特殊处理；若症状较重，医生会给予对症治疗，必要时暂停放疗，可选择置入营养管旷置食管。

放射性肺损伤的症状

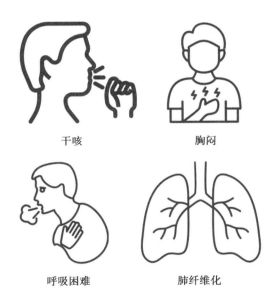

干咳

胸闷

呼吸困难

肺纤维化

　　放射性肺损伤是胸部肿瘤放疗后常见的严重并发症之一，包括早期出现的放射性肺炎和随后的放射性肺纤维化。放射性肺炎多发生于放疗后 1～3 个月，常表现为刺激性干咳及胸闷；放射性肺纤维化通常发生在放疗后 3 个月左右，逐渐加重，1～2 年后趋于稳定，多数表现为轻微咳嗽。

放射性肺损伤如何预防和治疗

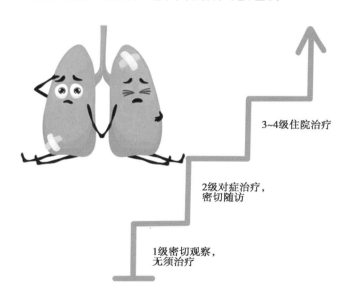

3~4级住院治疗

2级对症治疗，
密切随访

1级密切观察，
无须治疗

  预防放射性肺损伤，医生要在放疗前充分评估患者受照射肺的体积、剂量分割方式、既往化疗用药、有无肺部手术史等。制订放疗方案时，在保证放疗照射靶区的基础上尽可能减少对正常肺组织的照射剂量。放疗期间注意避免感冒，积极进行肺部基础疾病治疗和肺功能锻炼。

治疗放射性肺损伤按损伤分级分别处理。1级放射性肺损伤常无症状，建议密切观察；2级常有相关症状，会影响做饭、购物等日常活动，治疗须根据患者有无发热表现及胸部CT有无异常决定；3级及4级的放射性肺损伤个人日常活动会严重受限制，甚至危及生命，一般应住院治疗，相应的护理也很重要，如协助排痰，预防交叉感染、积极心理疏导等。

放射性气管炎有哪些症状，如何处理

咳嗽为最主要的表现，通常为干咳无痰或少量白痰。一般均为轻度反应，放疗结束后症状可自行消失。如出现咳嗽加重、黄痰、发热等，考虑合并感染，应及时就医。

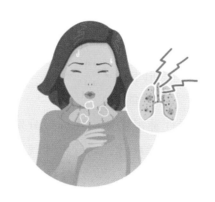

食管癌放疗期间有哪些血液系统的毒性反应

血液在流经放疗治疗区域时，部分血细胞会受到射线而被破坏。故要求患者至少每周都检查血常规，当白细胞、中性粒细胞、血小板等重要指标低于安全范围时，医生会给予对症治疗，必要时要暂停放疗，直至血象恢复。

食管瘘有哪些症状

食管瘘的部位不同，产生的症状也不同。如食管气管瘘、食管纵隔瘘，食物、液体可流至气管和纵隔间隙内，造成呛咳、疼痛、呼吸困难、感染、发热、出血；食管瘘通向血管，则会出现出血、感染、发热、疼痛。当患者出现进行性加剧的胸骨后或背部剧烈疼痛，则可能提示食管溃疡、食管瘘前兆。

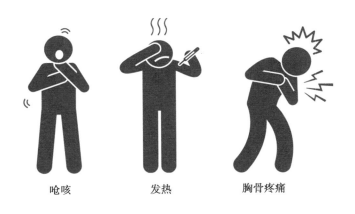

呛咳　　　　　　发热　　　　　胸骨疼痛

食管瘘如何处理

怀疑出现食管瘘的，要进行上消化道造影检查明确情况。若确诊食管瘘发生或发生风险高，应暂停抗肿瘤治疗，严禁进食饮水，并予营养管置入，对症抗感染、止血等治疗。

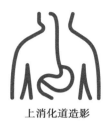

上消化道造影

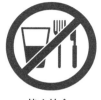

禁止饮食

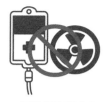

暂停抗肿瘤治疗

为什么放疗期间照射野皮肤会发生变化

皮肤需保护，变黑会更"酷"

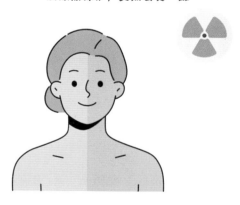

　　皮肤损伤是与放疗最常见的毒性之一。皮肤及其附属器官都属于放射敏感组织，不同剂量的射线照射到皮肤后，也可发生不同程度的损伤。急性皮

肤反应是炎症反应，是皮肤和表皮细胞无法适应、由放射引起的、细胞加速损失的一种反应。

食管癌放疗多久会发生放射性皮肤损伤？症状有哪些

在接受放疗后的 10～20 天后，患者放疗区域的皮肤会出现变色、干燥、发痒，严重者可出现表皮溃疡、出血、感染、坏死等情况。

放疗对皮肤组织的影响

    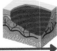

皮肤变色　干燥、脱皮、瘙痒　湿性脱皮　　皮肤溃疡　　组织坏死

放疗照射野皮肤如何保护

放疗期间以及放疗结束后至少 2 周，照射野皮肤应保持良好的卫生，避免衣服摩擦、阳光照射、热水淋浴以及沐浴露、化妆品、滑石粉、痱子粉等物理化学刺激。用温水清洗皮肤，穿着宽松的服装 /

织物，避免照射部位皮肤上使用黏合剂（如胶布和膏药等）。另外，可使用医用皮肤贴膜及医用放射性皮肤保护剂预防放射性皮肤损伤。

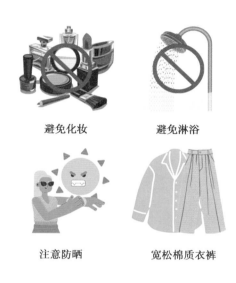

避免化妆　　　　　避免淋浴

注意防晒　　　　宽松棉质衣裤

发生放射性皮肤损伤如何处理

①Ⅰ度放射性皮炎：皮肤出现干燥、粗糙、失去弹性，或皮肤出现光滑、脱屑、菲薄，一般无须特殊治疗。②Ⅱ度放射性皮炎：在Ⅰ度放射性皮炎的基础上出现皮肤角化过度、皲裂、或皮肤萎缩变薄、毛细血管扩张，继之有色素沉着。应保持治疗

区皮肤清洁干燥、避免涂抹碘伏等刺激性药物，避免粘贴胶布胶纸，避免抓挠，可外用医用皮肤保护剂。③Ⅲ度放射性皮炎：皮肤出现水疱，水疱破裂可见长期不愈的溃疡。应中止放疗，暴露皮肤，避免衣物摩擦，保持清洁干燥。局部可用含维生素 B_{12} 的药物涂抹。

食管癌放疗期间为什么会出现咽喉部疼痛

放疗期间，食管黏膜经射线照射后可出现不同程度的黏膜反应，开始表现为黏膜充血、水肿，随后黏膜上皮细胞脱落、糜烂，伴纤维蛋白和白细胞渗出，形成假膜，假膜剥脱后可有出血。这些都导致患者或轻或重咽喉疼痛。

放疗期间进食哽咽加重表示病情加重了吗

放疗期间，食管黏膜可出现不同程度的充血、水肿，患者若感觉进食哽咽加重，这是放疗中的必然过程，并非病情加重的信号，适当调理后进食哽咽会逐渐减轻。

放疗患者咽喉部疼痛如何预防

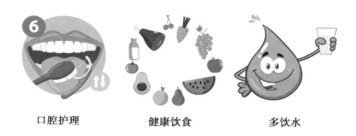

口腔护理　　　　　健康饮食　　　　　多饮水

　　放疗患者预防咽喉部疼痛：①口腔护理，加强口腔卫生，饭后及睡前漱口，用软毛牙刷轻柔刷牙。②合理饮食，进食清淡、易消化、营养的软食或半流质、流质食物，多食富含优质蛋白质、维生素的食物，忌食辛辣刺激性食物；不吸烟、不饮酒。③多饮水，保持咽喉部湿润。

食管癌放疗期间为什么会出现咳"白泡泡痰"

　　食管癌放疗期间出现咳"白泡泡痰"，是因为放疗所致的食管急性水肿，导致食管管腔狭窄，唾液反射性分泌增多，却不能正常排入胃内，引起食管的逆向蠕动所致，食管梗阻严重时尤为明显。

食管癌放疗会掉头发吗

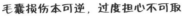

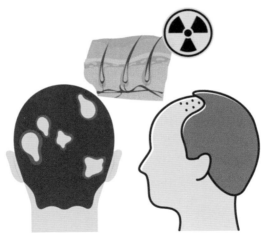

抗肿瘤治疗引起脱发的大多是化疗药物治疗（即化疗）。放疗是一种局部治疗，仅对放疗区域周边正常组织造成影响，只有接受头部放疗的患者才会造

成头部毛囊的损伤，出现脱发；食管癌放疗的范围主要在颈部和胸部，食管癌单纯放疗的患者是不会脱发的。但部分患者同步放、化疗，同时精神压力过大，也会引起脱发。

食管癌放疗会出现疼痛吗

食管癌放疗可能会引起患者的疼痛。由于放射线损伤食管黏膜，引起炎症反应，局部出现疼痛，部分患者是吞咽疼痛或者烧灼感，严重者会导致进食困难，还有部分患者出现胸骨后疼痛。

食管癌放疗期间可以洗澡吗

食管癌患者放疗期间可以洗澡，但要注意三点。①洗澡时，只能使用温水，水温不能过高，尽量避免使用碱性洗涤剂，比如肥皂、沐浴露等，让水轻轻冲洗放疗部位，不要用力搓擦。②保护好体表标记线，如果标记若不清晰，切勿自行描画，需及时告知医师或治疗师。③保护好放射区皮肤。放疗会对放射区皮肤造成损伤，保持前胸、后背皮肤清洁和干燥、穿宽松吸汗衣物、避免日晒、避免硬质衣物摩擦，必要时外用药物（不要放疗前抹）等。在换药早期暂不能洗澡。

每次放疗需要多久

随着放疗技术的发展，每次放疗的时间也在缩短，在应用三维适形或适形调强放疗技术，每次治疗时间在 10min 左右；如应用容积强调放射治疗，则放疗时间需要 2～3min。

在实际放疗期间，很多患者反映每次在治疗室内的时间不同。因为放疗包括摆位、图像验证以及放射治疗实施多个组成环节，但常规图像验证会在放疗前几次相对频繁，在之后会定期进行，但不是每次都做，所以导致每次放疗时间可能会有不同。

放疗患者可以运动吗

具体问题具体分析，总的原则是活动要量力而行，以不疲劳为度。①放疗期间：进行低强度

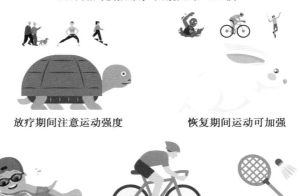

放疗期间强度低，恢复运动可加强

放疗期间注意运动强度　　　　恢复期间运动可加强

或短时间的运动，即运动时心率达到最大心率的55%～65%（最大心率＝220－年龄），运动形式包括慢走、慢跑、上下楼梯、健身操等，运动频率为3～4次/周，运动时间为每次20～30min。②恢复期：可根据患者的身体状况增加运动的强度、适当延长运动时间。③康复后无疾病或疾病稳定期：可选择的运动方式也很多，如游泳、打羽毛球、跑步、骑车等。以餐后30～60min开始运动为宜，推荐每天的运动量应保持在30min左右，可1次或分次完成，但有效运动的持续时间应保持在15min

以上，每周不少于 3 次，并坚持 6 个月以上。④晚期肿瘤患者不建议进行体力活动，但可在医生的指导下进行床上活动，如定时翻身拍背，或家属对卧床患者的肢体肌肉进行环形加压式按摩，协助患者做足趾背屈运动，一般 2 小时 1 次，每次 15～20min。

放疗患者运动有什么好处？需要注意什么

运动可对患者在治疗期间携氧能力和生活质量有改善作用，强健骨骼，提高身体平衡能力，预防跌倒，提高肿瘤患者的免疫力，改善疲乏、失眠，还能疏导患者的心理问题和负性情绪。

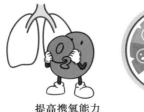提高携氧能力　改善情绪　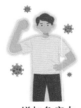增加免疫力

放疗期间饮食如何安排？需要忌口吗

　　食管癌患者接受的放疗会对食管黏膜局部造成损伤，加重吞咽困难甚至梗阻，因此，要根据患者具体病情及消化和吸收能力提供合适的食物。①选择适当的饮食种类：以流食或半流食、清软滋润、容易下咽的食物为主，进食高蛋白、高维生素的食物，比如蛋类、奶类等，以维持体内足够的热量，提高身体的抵抗力。必要时适当应用医用口服营养补充剂。②适当忌口：禁止饮酒，避免进食辛辣、生冷、不洁、坚硬的食物及腌制、熏制食品。

流质食物高蛋白，饮水水果和蔬菜

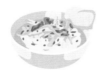

半流质食物

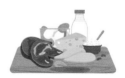

高热量/高蛋白质

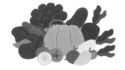

水果蔬菜

多饮水

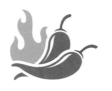

忌饮食辛辣坚硬

忌黏米糯米食品

戒烟戒酒

戒咖啡

忌烧烤熏肉

食管癌放疗期间要检验血液吗

　　食管癌放疗期间要每周检验一次血液，关注重要的血液指标。①食管癌患者胸部大面积的组织接受放疗后，骨髓会受到一定程度的抑制，早期轻度骨髓抑制并无明显的不适症状，只有通过规律的复查血常规发现。②放疗期间同步化疗者药物常由肝脏和肾脏代谢，须定期监测肝肾功能。③食管癌患者放疗期间由于疼痛、恶心等不良反应导致进食量减少，可能会引发电解质紊乱，定期查血监测生化功能。

查血的用处

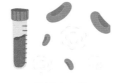

监测血细胞　　　　　监测肝肾功能　　　　监测电解质水平

放疗期间如何保证良好的睡眠

睡前建议

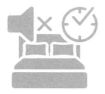 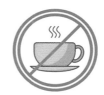

安静规律睡眠　　　　　放松心情　　　　　避免刺激饮料

  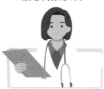

不刷手机　　　　　　适度运动　　　　专业人员帮助

　　放疗期间，肿瘤患者常常会因为失眠、多梦等问题影响睡眠质量，进而影响身体的恢复和整体治疗疗效。①维持规律的睡眠时间；②创造舒适的睡眠环境；③放松身心，减少压力和焦虑。④避免刺激性饮食和饮料：如咖啡、茶、巧克力、辛辣食物等会影响睡眠质量。⑤睡前不用电子设备；⑥保持适当的运动；⑦寻求专业帮助：如果有疼痛、恶心呕吐、过度焦虑等情况，尽早寻求相关医生帮助，给予专业对症治疗，有利于睡眠质量的提升。

治疗期间需要调整放疗计划吗

调整放疗计划的目的在于通过修改、优化照射范围、剂量、方法，从而更加精确地照射肿瘤区域，减少对周围正常器官，如心脏、肺的照射剂量，降低放疗不良反应。通常对于大包块的食管肿瘤病灶、治疗中断时间久、体重明显减轻的患者，可以考虑再次扫描定位 CT，调整放疗计划。对于肿瘤包块小、治疗顺利的患者，大多无须调整放疗计划。

放疗可以中断吗

通常来说，放疗时间安排是一周 5 次，周一至周五，每日 1 次。一旦开始第 1 次放疗后，患者不可随意自行中断放疗，万万不可"三天打鱼，两天晒网"，放疗中断时间过长，会显著影响放疗效果。如果因不良反应不能耐受，身体不适，应由放疗科主管医生评估后，决定是否暂停放疗。

放疗疗效很好，可以减少治疗次数吗

　　放疗的治疗效果与放疗总剂量密切相关，放疗的次数决定了放疗总剂量。放疗计划一旦确定后，不可以随意减少治疗次数。次数过少，导致放疗剂量偏低，达不到治疗效果，同时还会带来不良反应，可谓得不偿失。

放疗要按计划来，半途而废不可取

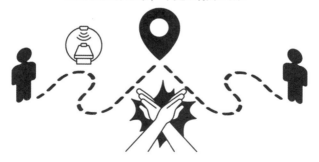

放疗期间要配合化疗吗

食管癌的治疗是一个综合性的过程，放疗只是其中的一部分。根据患者不同的病情，放、化疗治疗方案有所不同，放疗可以和免疫治疗、化疗等联合治疗，也可以单独行放疗。具体的放化疗方案根据患者的病情、身体情况，由医生与患者共同决定，并非一成不变。

放疗期间可以配合中药治疗吗

目前研究显示，放疗联合化疗、免疫治疗可以提高疗效。尚无有力证据表明配合中药治疗可以提高治疗效果。是否可以配合中药治疗，建议咨询中西医专业医生。

放疗期间能不能吸烟喝酒

不能。吸烟饮酒是患食管癌的原因之一，放疗期间应戒烟戒酒，保证充分的营养摄入。

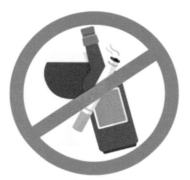

戒烟、戒酒

为什么加速器治疗室的温度那么低

放疗机器要保护，调低温度感觉低

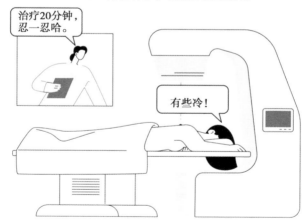

医用加速器在运行过程中，会产生较多的热量，如果这些热量不能及时散发，机柜和治疗室的温度就会迅速升高，可能造成设备故障，所以加速器治疗室会采用恒温、恒湿的空调机来保证加速器正常工作。

食管癌患者放疗时可以穿衣服吗

食管癌患者放疗部位大多在胸部。胸部放疗患者上身要裸露，下身可以穿薄或贴身的裤子。

放疗时觉得冷怎么办

放疗机器要保护，调低温度感觉低

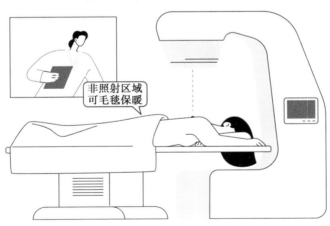

非照射区域
可毛毯保暖

食管癌患者放疗时觉得冷，可以为患者准备一张大毛巾，或者医疗机构在加速器治疗室内准备保温箱，将毛巾放置在保暖箱中，在患者摆位后将大毛巾盖在非照射区域。

食管癌患者一定要进行营养支持吗

营养干预很重要，效果可能想不到

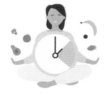

维持良好的营养

减少不良反应

提高免疫力

改善生活质量

良好的营养支持有助于提高机体的免疫功能，促进受损组织的修复，有助于患者更好地承受放射治疗的不良反应。常规建议患者早餐以清淡营养饮食为主；午餐注意营养丰富、荤素搭配；晚餐注意滋阴养胃，食量少、营养高。以下是为患者特别设计的一天膳食方案，所有食物重量均为熟食，同类食物可相互替换。

餐别	一天食谱	图片
早餐	瘦肉粥(大米 25g,瘦肉 30g) 蔬菜饼(50g) 水煮鸡蛋 1 个 温拌茄子(茄子 150g)	
加餐	牛奶 250ml(牛乳不耐受者建议饮用舒化奶)	
午餐	米饭(大米 50g) 清蒸排骨(排骨 150g) 黄瓜鸡蛋汤(黄瓜 100g,鸡蛋 50g) 蒜蓉茼蒿(茼蒿 250g)	

餐别	一天食谱	图片
加餐	猕猴桃(200g)	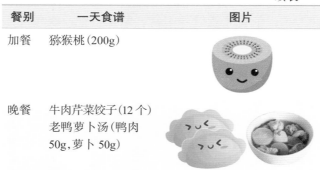
晚餐	牛肉芹菜饺子(12个) 老鸭萝卜汤(鸭肉 50g,萝卜 50g)	

肠内营养支持的途径有哪些

肠内营养支持也称为肠内喂养或肠道营养支持,是指通过肠道为患者提供全面而均衡的营养物质。主要有口服和管饲。①接受放疗且有肠内营养适应证的患者,可通过经口摄食或口服营养补充;②胃肠功能正常,但无法经口进食或进食不足的患者,针对短期进食障碍患者(一般短于 4 周),可建立鼻胃管途径和鼻肠管途径;③如果肠内营养时间需超过4 周,可以考虑胃造口途径或空肠造口途径,可置管数月及数年,能满足长期的营养需求。

肠内营养示意图

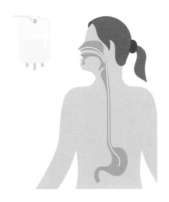

肠外营养支持的途径有哪些

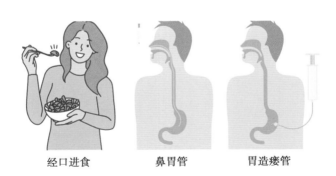

经口进食　　　　鼻胃管　　　　胃造瘘管

　　肠外营养简单来说就是一种通过静脉输注提供营养支持的方式，包括外周静脉途径和中心静脉途径。医生也会根据每个患者的具体情况和需求，制订合适的肠外营养支持方案。

安置了胃 / 空肠营养应该注意什么

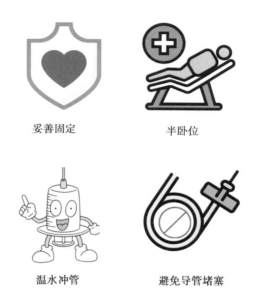

妥善固定

半卧位

温水冲管

避免导管堵塞

①空肠营养管应妥善固定，避免牵拉、拖拽，防止导管脱出。②每次注入管喂时应保持半卧位，管喂后不能立即平躺，适当下床活动。③管喂前后应分别注入 20ml 温开水，以保证管路的通畅性。

④在注入果蔬汁、肉汤、米汤等液体食物时，需先将食物残渣充分过滤干净，避免管路堵塞。⑤经营养管注入药物时，先将药片研碎，充分溶解后注入，注入药物后需用20ml温开水冲洗管路。⑥管喂时，单次注入剂量不超过200ml；不宜过烫、过凉；速度不宜过快；合理安排时间，间隔2小时管喂1次。⑦如果营养管出现堵管现象，禁止强行通管，及时咨询医务人员。

安置了造瘘管应该注意什么

虽然造瘘有很多优点，但仍然马虎不得，应该注意5个方面：①造瘘口周围皮肤：保持造瘘口周围皮肤的清洁和干燥，注意观察造瘘口周围皮肤如有异常及时告知医务人员进行处理。②管饲的剂量和速度采用间隔注入的方法，单次给食量不宜超过200ml，38~40℃为宜，每日总量不宜超过2000ml。③管饲前可将床头抬高30°~45°，以防止胃内容物反流或误吸，管喂后不能立即平躺，适当下床活动。④每次注入食物前后，用温水冲洗导管，保持导管通畅。⑤定期更换造瘘管。胃造瘘管可以使用多久，主要取决于胃造瘘导管的材质，与平时的维护也直接相关。普通硅胶导管使用 3 个月以上导管会被腐蚀。医用硅橡胶导管一般 1～1.5 年要更换一次。

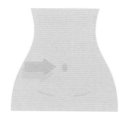

造瘘口皮肤清洁干燥

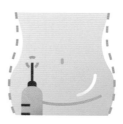

管饲剂量和速度

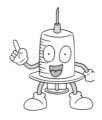

温水冲管

什么是肠外营养支持

肠外营养支持简单来说就是一种通过静脉输注提供营养支持的方式，当患者不能从口腔进食食物，或者食物不能满足营养需求时，肠外营养就派上用场了。肠外营养支持在医疗领域中扮演着至关重要的角色。医生也会根据每个患者的具体情况和需求，制订合适的肠外营养支持方案。

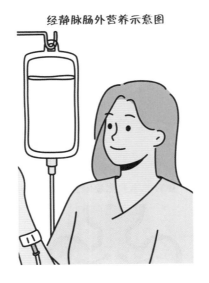

经静脉肠外营养示意图

肠外营养支持途径有哪些

肠外营养支持途径包括外周静脉途径和中心静脉途径。

肠外营养支持途径

外周静脉营养　　　　　　　中心静脉营养

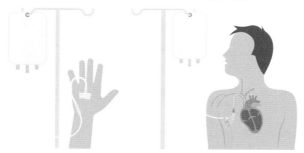

食管癌放疗患者什么时候要给予肠外营养支持

严重营养不良需要肠外营养支持

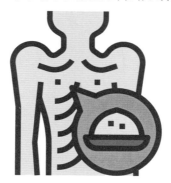

当经口进食或肠内营养能达到需求时，不常规输

注营养液。食管癌放疗患者两种情况要使用肠外营养支持。①如果患者在放疗过程中或者在放疗结束后出现严重的不良反应（放射性肠炎、放射性食管炎，疼痛剧烈）严重影响进食时，或者出现严重的恶性、呕吐等情况时，可以听从医生建议输注营养液。②长时间（≥10 天）无法通过肠内营养途径获得营养时，可以使用部分肠内营养制剂，并联合输注营养液。

食管癌放疗患者饮食应该吃什么

流质食物高蛋白，饮水水果和蔬菜

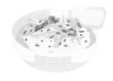

半流质食物

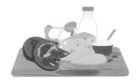

高热量/高蛋白质

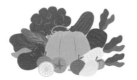

水果蔬菜

多饮水

食管癌放疗患者这样吃更健康。①选择柔软、糊状或半流质的食物，如醇厚的米粥、嫩滑的软煮蔬菜、熟透的水果泥、细腻的瘦肉泥以及美味的酸奶。这些食物不仅口感细腻，易于咀嚼和吞咽，而且易于消化，为肠胃减轻负担。②以高热量、高蛋白食物为主：如鲜嫩的鸡肉、鱼肉和虾肉、营养丰富的鸡蛋和牛奶等都是优质选择。少食多餐，每日进食 6~8 次，保证足够的营养摄入。③增加水分补充：通过多喝水来冲洗食管，加速药物排泄，药物不良反应。④饮食烹调方式多变：最好以蒸、煮、炖等为主要烹调方式，减少烟熏、炸、烤，通过变换口味和烹饪方式，刺激食欲，享受美食带来的愉悦。

食管癌放疗患者需要"忌口"吗？哪些食物不能吃

食管癌放疗患者避免这些饮食康复快。①避免食用辛辣、坚硬和黏性强的食物，如辣椒、坚果、粽子、年糕和汤圆等。②忌食烟、酒、咖啡。③忌食熏烤食品：烟熏腊肉、香肠等。④忌食霉烂、不清洁的食物。

饮食禁忌要注意，辛辣烟酒和黏腻

忌饮食辛辣坚硬

忌黏米糯米食品

戒烟戒酒

戒咖啡

忌烧烤熏肉

输注营养液可以代替经口进食吗

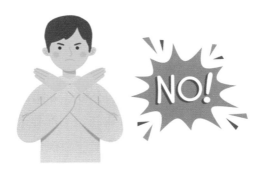

不可以。输注营养液主要是给予那些无法通过

口腔摄食的患者提供必需的营养物质，而经口进食是最好的获取营养的方式，不仅可以提供全面的营养，还能促进消化系统的正常功能，增强口腔协调能力，并满足口味和心理需求。

食管癌放疗患者输注营养液需要注意什么

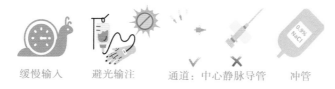

输注营养液的注意事项

缓慢输入　　　避光输注　　　通道：中心静脉导管　　　冲管

食管癌放疗患者输注营养液要注意 5 个方面。①不宜过"快"。输注过快会出现恶心、呕吐、心慌等反应，应匀速慢滴，有的营养制剂甚至需要连续输注 24h，所以千万"急"不得。②输注营养液一般采用中心静脉导管进行输注，不推荐采用留置针、钢针进行输液。营养长期输注会损伤患者的血管，使血管变得老化、变脆，甚至手臂可能会出现一条条"蚯蚓"，我们称之为静脉炎。③在输注营养液时，应避免阳光对肠外营养液的直接照射，否则影响肠外营养液的有效性。④糖尿病患者输注营养时要监测血糖，因为肠外营养液是没有常规加入胰岛素的。⑤营养液也不能和其他药物合用，如要使用其他药物，须在用前、用后充分冲管。

专家有话说

　　食管癌放疗期间需要定期找主诊医生复诊，及时监测血象、肝肾功能等，并向主诊医生沟通不良反应情况。对于食管癌放疗过程中可能出现的放射性皮肤损伤、放射性黏膜损伤、放射性肺炎等不良反应，我们应该做到"战略上藐视，战术上重视"，防患于未然，早发现、早干预。同时家属要做好后勤保障工作，保持乐观心态，加强营养支持，定会让治疗过程变得更加顺利。

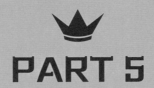

PART 5

不容懈怠
食管癌放疗后随访康复

　　随着放疗技术的发展，放疗的不良反应大大减轻。杀灭肿瘤而不产生严重的不良反应是医生和患者的共同目的。食管癌的康复管理一方面是随访治疗效果，了解有无复发；另一方面是帮助患者建立正确的生活方式，处理治疗并发症。

放疗效果的好坏怎样去判断

放疗的效果最客观的评价方式是通过 CT、磁共振、胃镜等影像学检查进行评价。患者进食困难、梗阻的症状缓解也间接反映了肿瘤的退缩，但最终还是需要影像学检查确认。

常见放疗疗效评估方法

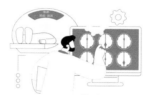

胃镜检查　　　　**CT/PET影像检查**　　　　**症状缓解**

为什么放疗后会出现血细胞降低的情况

胸骨、胸椎等造血活跃的部位，都在食管癌放疗射线照射范围内，放射线对骨髓细胞的杀伤作用，导致血常规中的白细胞降低、贫血、血小板减少等，这是食管癌放疗过程中常见的不良反应。放疗期间，定期复查血常规很重要，一般来说，每周至少复查1～2 次血常规。

放疗后血常规异常怎么办

放疗期间，至少每周复查 1～2 次血常规，白细胞降低、贫血、血小板减少等是食管癌放疗过程中常见的不良反应。每次复查血常规后，患者应再次就诊，由放疗科医生解读血常规报告，决定是否要药物处理。如果血象严重异常，甚至有可能要中断放疗。

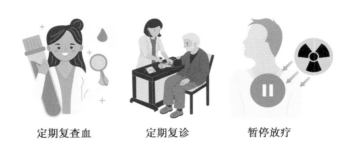

定期复查血　　　　　定期复诊　　　　　暂停放疗

食管癌放疗后什么时候能正常吃饭呢

食管癌放疗期间、放疗后，均鼓励患者正常吃饭，保证充分的营养摄入。但是，放疗后食管黏膜比较脆弱，容易出血，食物应该以营养丰富的软性、流质食物为主，例如粥、蒸蛋、肉丸子等。避免质硬、刺多的食物，如花生、瓜子、坚果、鱼等，尽可能保护食管黏膜。

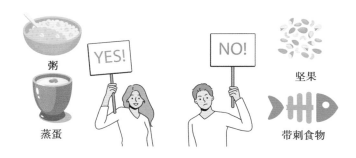

粥

蒸蛋

YES!

NO!

坚果

带刺食物

放疗结束后什么时候应该进行复查

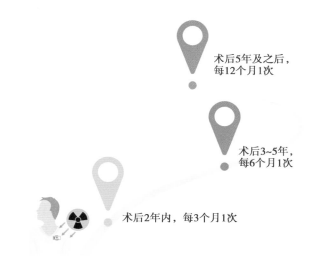

术后5年及之后,
每12个月1次

术后3~5年,
每6个月1次

术后2年内,每3个月1次

放疗结束后 2 年内，每 3 月进行 1 次全面复查。第 3～5 年，每 6 个月进行 1 次全面复查。5 年后，每年复查 1 次。复查项目包括血常规、肝、肾功能、肿瘤标记物、胸部 CT、超声、食管胃镜等。

放疗结束后应复查哪些项目

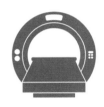
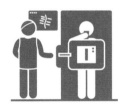
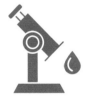

CT检查　　　　钡餐造影检查　　　　血液学检查

食管癌放疗后常规复查项目主要包括颈胸上腹部 CT、上消化道钡剂造影（必要时要胃镜检查），以及血常规、肝、肾功能和肿瘤标志物等血液学检查。

食管癌放疗后还要继续治疗吗

食管癌的放疗可分为新辅助放疗、根治性放疗、术后辅助放疗、姑息性放疗等几种模式，放疗结束后是否要手术、化疗、免疫治疗、靶向治疗等应与主管医生沟通，根据患者的具体情况进行个体化制订。

食管癌放疗后，患者的生存情况如何

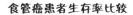

食管癌患者生存率比较

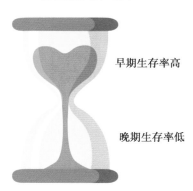

早期生存率高

晚期生存率低

食管癌患者放疗后的生存情况个体差异很大，与患者的年龄、性别、肿瘤临床分期、放化疗的治疗类型和放射技术与患者的生存情况相关。①早期食管癌（Ⅰ期和Ⅱ期）的患者，放疗后的生存率相对较高。②晚期食管癌（Ⅲ期和Ⅳ期）的患者，放疗后的生存率相对较低。③根据一项真实世界研究，不可手术食管鳞癌放疗后患者 5 年生存率为 30%，中位生存时间 25.9 个月。④Ⅰ期、Ⅱ期、Ⅲ期、Ⅳ期（N_3 或伴锁骨上淋巴结转移，不包括脏器等远地转移）患者的中位生存时间分别为 67 个月、37.4 个月、22.9 个月和 22.1 个月。⑤接受放化疗综合治疗的患者较单纯放疗的患者死亡风险降低 28%～34%。⑥患者的整体健康状况也会对生存情况产生影响。如果患者有其他严重的健康问题，如心脏病、肺病等，可能会影响治疗效果和生存率。

食管癌放疗后会复发吗

食管癌根治性放化疗后，肿瘤复发是治疗失败的主要原因，40%～60% 的患者发生复发，而超过 20% 的复发发生在先前放疗的区域。食管癌根治性放疗复发时间存在个体差异，放疗后 1～2 年是复发的高危时间段。

食管癌复发有哪些风险因素

食管癌复发的风险因素包括病变的位置、病

理类型、病理分级、病理分子标志物等。如食管癌的淋巴结转移、远处器官转移等情况会增加复发的风险。此外，患者的整体健康状况也会对复发的风险产生影响。如果患者有其他严重的健康问题，如免疫功能低下、营养不良等，可能会增加复发的风险。

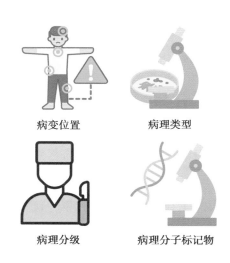

病变位置　　　　　　病理类型

病理分级　　　　病理分子标记物

如何降低食管癌复发风险

为了降低食管癌复发的风险，患者在放疗后要定期随访和检查。医生会根据患者的具体情况制订

个性化的随访计划，包括定期的体检、内镜检查、
影像学检查等，以及必要时的病理学检查。

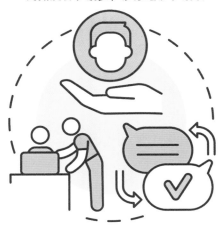

定期随访和复查，注意癌症少复发

放疗结束后皮肤保护需要坚持多长时间

　　放射治疗后皮肤多久恢复正常，受个人体质、
放疗的部位、损伤情况及放疗后的护理情况影响。
①如果个人体质较好，放射损伤较轻，仅有少量色
素沉着，放射治疗后护理得当，皮肤可能 7 天恢复。

②如果个人体质较差，放射损伤重，出现脱皮、渗液、破溃等，皮肤恢复会相对较慢，恢复起来可能需要 10 天，甚至更久。因此，建议根据个人情况和医生的建议进行皮肤护理，包括温和清洁、避免刺激、衣着宽松舒适，减少对皮肤的摩擦、避免热水浸泡、避免用力揉搓等。

食管癌放疗后饮食需要注意什么

食管癌放疗后饮食要营养充足、均衡，每日的膳食建议包含三大类食物。

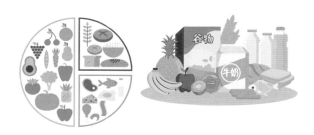

①满足能量需要的谷类食品；②富含维生素、矿物质的新鲜水果和蔬菜及适量的富含膳食纤维的食物；③优质蛋白，包括蛋、奶、鱼、肉、虾等食

物。一日三餐搭配好，饮食品种相对丰富、质地较软的食物，以提高患者的食欲。同时要避免饮食过硬、过热，避免辛辣刺激，避免进食黏性较强食物（如粽子、年糕、汤圆等）。如进食吞咽困难或吞咽疼痛明显，可将食物打碎进食流质饮食。

放疗后会遗留哪些"后遗症"

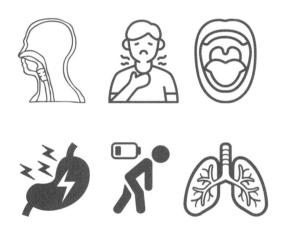

食管癌放疗后遗症会因个体差异和治疗方案而有所不同。可能会出现食管狭窄，胸或颈部皮肤肌肉僵硬，放射性肺炎、肺纤维化等。①吞咽困难：

放疗可能对食管造成一定的损伤，导致吞咽困难。感到食物卡喉、吞咽疼痛或不适。②咽喉不适：声音嘶哑、喉咙疼痛或不适。③口腔问题：放疗对口腔黏膜有一定的损伤作用，可能导致口腔干燥、口腔溃疡、口腔炎症等问题。④消化问题：恶心、呕吐、腹泻等消化问题。⑤肺部问题：呼吸困难、咳嗽或胸闷等症状。⑥疲劳：患者可能会感到持续的身体疲乏和精神疲劳。

食管癌放疗后家属应该怎么做

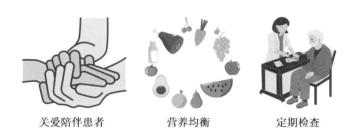

关爱陪伴患者　　　　营养均衡　　　　定期检查

　　食管癌患者放疗后，家属做好这 3 个方面，有利于患者康复。①做好家庭护理工作。照顾和陪伴是最长情的告白。观察患者的病情变化，注意患者的心理情绪，多鼓励与安慰，帮助患者建立抗癌的信念。②合理饮食，营养均衡。选择清淡、易消化的食物，尽量做得美观，增强食欲，促进康复。③监督患者定期检查、根据医嘱进行后续抗肿瘤治疗。

专家有话说

　　治疗的结束并不是战斗的终点，食管癌的康复管理是治疗结束后至关重要的一环。务必做好定期的随访复查，评价治疗的效果，掌握疾病进展，及早发现并积极处理不良反应，加快身体康复，促进患者早日回归家庭，回归社会。

后　记

近二十余年来，食管癌的诊疗技术及理念取得了显著的飞跃发展，越来越多的患者得以治愈。作为一名医疗工作者，我深感本职工作带来的无上荣光。如何将临床医疗的进步，准确地传递给患者，是一项至关重要的任务，因此，医学科普和医学人文素养的提升势在必行。

多年来，我一直心怀撰写一部有关食管癌放射治疗科普书的愿望，却因种种原因而未能实现。直至此次，有幸响应丛书主编王俊杰教授的倡议，全国放疗青年医师齐心协力，撰写一套肿瘤放射治疗的科普丛书，旨在让患者深入了解放疗技术及其治疗全过程。

在此，我要感谢章文成、黄桂玉、黄伟、葛小林和王澜等医师、护士、实习医师护士和患者朋友在编写本书过程中的积极参与，是你们让这部科普书从梦想变为现实。

希望本书能解除食管癌患者及家属心中的疑虑，并能真切帮助患者在康复道路上顺利前行，能进一步推动肿瘤防治科普工作的高质量发展，让更多患者得到及时、科学、规范的治疗。

愿每个人都能享有健康快乐的生活！衷心感谢！

王奇峰　章文成

相 关 图 书 推 荐

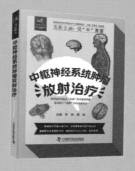

无影之剑，切"中"要害

中枢神经系统肿瘤放射治疗
主编 乔 俏 阎 英
定价 39.80 元

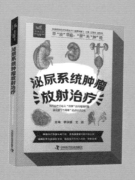

早"放"早愈，"尿"无"肿"迹

泌尿系统肿瘤放射治疗
主编 李洪振 王 皓
定价 39.80 元

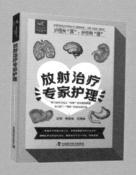

护理有"翼"，护你有"理"

放射治疗专家护理
主编 李葆华 王攀峰
定价 39.80 元

相 关 图 书 推 荐

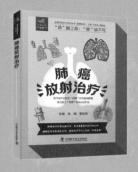

"肺"腑之言，"肺"放不可

肺癌放射治疗
主编 毕 楠 蔡旭伟
定价 39.80 元

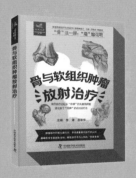

"骨"注一掷，"瘤"暗花明

骨与软组织肿瘤放射治疗
主编 李 涛 吕家华
定价 39.80 元

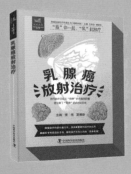

"愈"你一起，"乳"此放疗

乳腺癌放射治疗
主编 黄 伟 夏耀雄
定价 39.80 元

相 关 图 书 推 荐

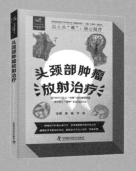

出人头"蒂"，放心放疗

头颈部肿瘤放射治疗
主编 康 敏 乔 俏
定价 39.80 元

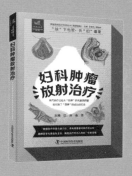

"放"下包袱，共"妇"健康

妇科肿瘤放射治疗
主编 江 萍 曲 昂
定价 39.80 元

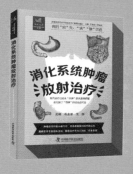

有的"放"矢，"消""肿"灭迹

消化系统肿瘤放射治疗
主编 岳金波 王 喆
定价 39.80 元